LA PHYSIONOMIE OV DES INDICES QVE LA Nature a mis au Corps humain par où l'on peut descouurir les Mœurs, & les inclinations d'vn chacun. Auec vn traitté de la Diuination par les palpitations, & vn autre par les marques naturelles.

Le tout traduit du Grec d'Adamantius & de Melampe,

Par HENRY de BOYVIN du VAVROÜY, âgé de douze ans.

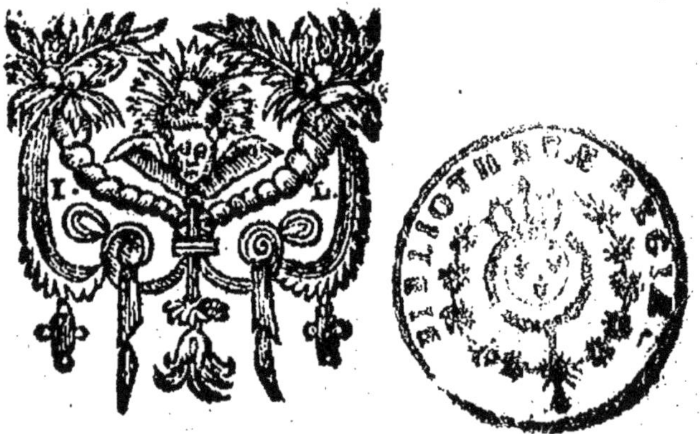

A PARIS,
Chez TOVSSAINCT DV BRAY, ruë S. Iacques aux Epics-meurs.
M. DC. XXXV.
AVEC PRIVILEGE DV ROY.

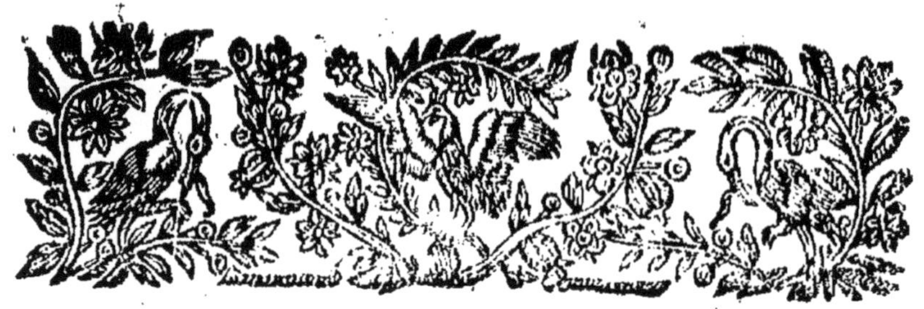

A MONSEIGNEVR L'EMINENTISSIME CARDINAL DVC DE RICHELIEV.

MONSEIGNEVR,

La bassesse de mon âge ne pouuoit mieux se mettre à l'abry des coups de l'enuie, qu'en cherchant son re-

fuge entre les bras de celuy qui de tous les grands hommes qui furent iamais, est le seul qui l'a le plus puissamment surmontée. Ce monstre est de la Nature de ceux que la fortune a bannis du grand ieu, & reduits au tire teston. Apres auoir usé vainement tous ses yeux à contempler auecque desespoir l'admirable conduite, par laquelle vostre preuoyance fait ioüir cét Estat de tant d'auantages & de tant de gloire, sa lacheté descharge sa rage sur les premiers obiects qu'elle rencontre. Si la natu-

relle inclination que vostre Eminence a de bien faire à tout le monde, ne m'en deffend, il est à croire que le peu de resistance que i'ay à luy opposer ne m'en deffendra pas. Hercule autrefois fit semblant de dormir pour donner la hardiesse d'approcher de luy à des Pigmees qui mouroient d'enuie de le voir de pres. I'espere, MONSEIGNEVR, *cette mesme bõté de vostre Eminence, & croy que m'approchant de tant d'éclat qui l'enuironne, ie verray retirer pour vn moment tous ces grãds soins, sur qui dort en repos le salut de cet Empire. Les maximes de l'ouurage que ie vous presente sont en quelque façon conformes à celles que vous aués heureusement pratiquées pour descouurir le fort, & le foible des ennemis de cette Couronne. La lecture ne vous en sera pas peut estre desagreable. En tout cas, c'est icy le premier fruit de mon estude. S'il est vray, cõme l'on dit, que l'esprit croit auecque l'âge, Ie vous iure que le mien fera tout ce qu'il pourra pour se rendre vn iour capable de vous plaire. C'est là,* MON-SEIGNEVR, *la plus forte ambition qu'ait, & qu'aura à iamais*

De vostre Eminence

Le treshumble, tres-obeissant, & tres-fidelle seruiteur
DV VAVROÜY.

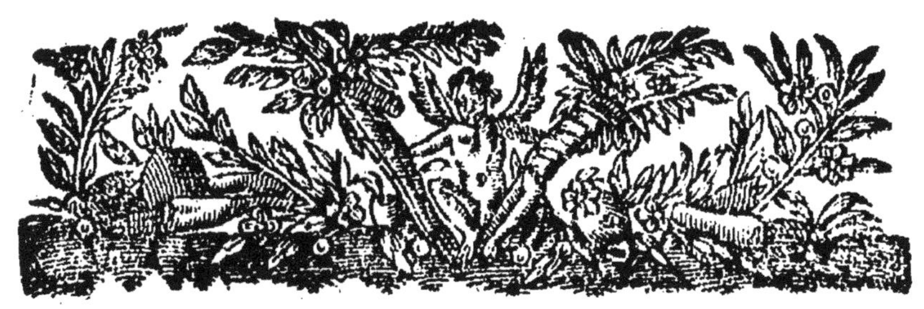

ADVERTISSEMENT AV LECTEVR.

ENCORE que de toutes les choſes qui ſeruent à la nourriture de l'hõme les gouſts ſoient bien differents : Si eſt-il toutesfois tres-veritable que les premiers fruits ne ſõt iamais deſagreables :

mais dautant plus à ſouhaitter, qu'ils sōt rares & difficiles à recouurer. Sans vanité ie puis dire le meſme de cét ouurage, que ie te donne ayant bien à peine attaint l'âge de douze ans. La peine que depuis 25. ou 26. mois i'ay miſe à l'intelligence des Liures Grecs & Latins, m'a dōné la curioſité de mettre certui-cy en noſtre langue, & luy faire voir le iour. En quoy i'ay voulu faire paroiſtre le deſir que i'ay de me rendre capable de ſeruir le public, pourueu que ie ſçache que tu prēds mon petit labeur à gré : qui eſt le plus puiſſant eſguillon qui me portera à continuer mon eſtude, & te dõner auecque le temps quelque choſe de meilleur. Ce que tu dois ſouhaiter & eſperer de moy.

Priuilege du Roy.

LOVIS par la grace de Dieu Roy de France & de Nauarre. A nos Amez & feaux Conſeillers. Les gens tenans nos Cours de Parlement, Maiſtres des Requeſtes Ordinaires de noſtre Hoſtel, Preuoſt de Paris, ſon Lieutenant, & autres de nos Iuges qu'il appartiendra, Salut. Noſtrẽ bien aimé Henry de Boyuin du Vauroüy âgé de XII. ans, nous a treshumblement fait remonſtrer que pour proffiter au public, il a traduit du Grec d'Adamantius & de Melampe, vn Liure intitulé *la Physionomie ou des indices que la nature a mis au corps humain pour monstrer les Mœurs & inclinations d'vn chacun, Auec vn traicté de la Diuinatiõ par les Palpitatiõs qui se font en plusieurs parties du corps humain, etc.* qu'il desireroit faire imprimer s'il nous plaisoit luy en donner la permission & la deffendre à tous autres. A ces causes voulant ledict Liure estre mis en lumiere, nous permettons & accordons à l'exposant que pendāt neuf ans, il puisse par tel Imprimeur qu'il voudra choisir, faire imprimer , vendre & debiter ledit Liure, en tous les pays, terres & seigneuries de nostre obeissance, en tels volumes & caracteres que bon luy semblera, à cōpter du iour que l'impression en sera acheuée, & à la charge d'en porter deux exemplaires en nostre Bibliotheque au Conuent des Cordeliers à Paris, & vn à nostre tres-cher & feal Chancelier Garde des Sceaux de France, le ſieur Seguier. Faisãt treſ-expreſſes deffences à tous Imprimeurs, Libraires & autres, de quelque condition qu'ils ſoient, d'entreprendre ladite impreſſion, vente & debit, à peine de confiſcation des matricules & exemplaires, & de trois mil liures d'amende, dont le tiers applicable à nous, vn tiers aux pauures, & l'autre audit expoſant. Luy permettant à cette fin faire ſaiſir tous les exemplaires qui ſe trouueront faicts ſans ſon gré & conſentement, Voulant en outre que ces preſentes ; ou extraict d'icelles inſerées en chacun deſdicts exemplaires ſoient tenuës pour deuëment ſignifiées. Car tel eſt noſtre plaiſir. Donné à Paris, le vingt & vnieſme iour de Iuin, l'an de grace mil ſix cens trẽte cinq & noſtre Regne le vingt-ſixieſme.

Par le Roy en ſon Conſeil.

LE LONG.

Acheué d'imprimer le 23. Iuin 1635.

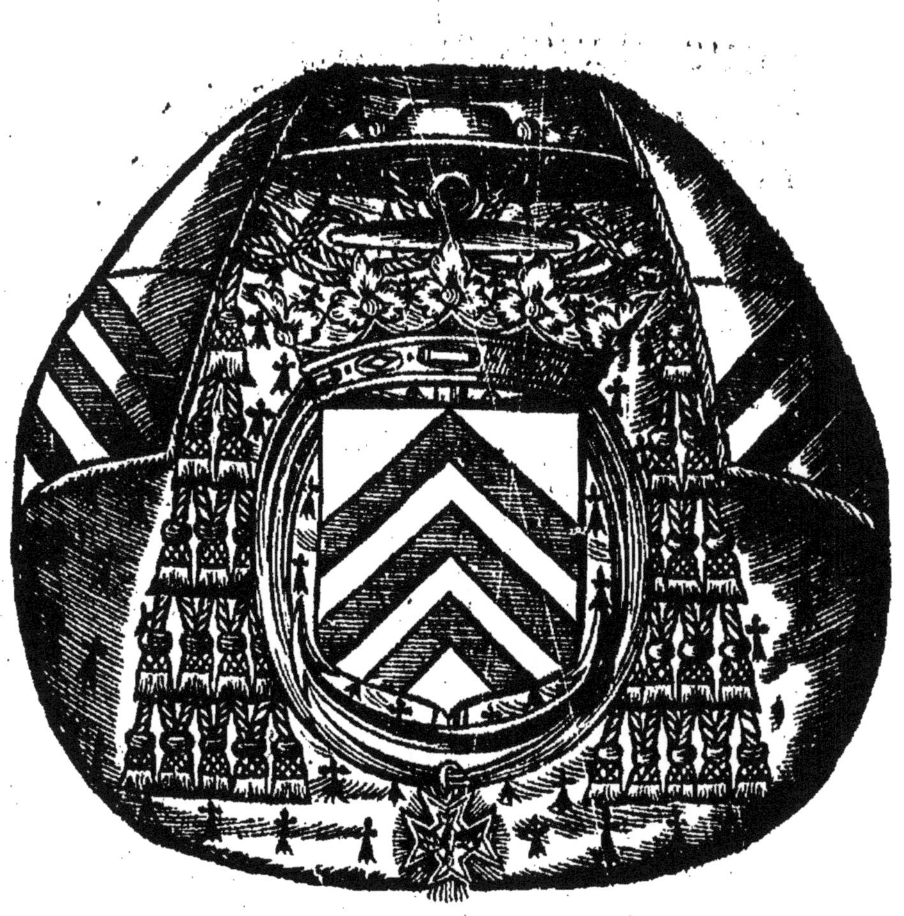

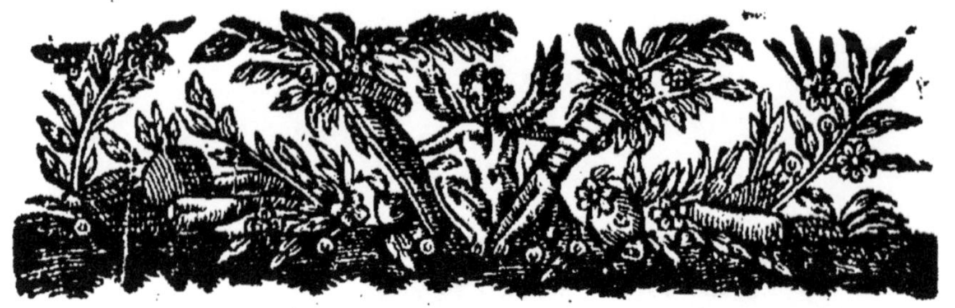

LA PHYSIONOMIE, OV DES INDICES QVE la Nature a mis aux corps humains, par où l'on peut découurir les mœurs, & les inclinations d'vn chacun.

LIVRE PREMIER.

CONSIDERANT les grands biens qui peuuent reüssir à ceux qui viẽdront apres moy, de la connoissance de la Physionomie, i'ay iugé qu'à l'exemple de ceux qui dans des temples consacrent les statuës des hommes dont la memoire merite de viure eternellement, ie deuois consigner à la posterité cest ouurage; dont les maximes ont par moy esté puisées de celles d'Aristote plus que de nul autre, & qu'en effect i'ay reconnu veritables, par les remarques que i'en ay faictes en la plus part des hommes. C'est vne science où l'on peut dire que les choses, muëttes respondent à ce que l'on desire sçauoir d'elles. Par elle la nature publie les mœurs, & les inclinations d'vn chacun, parle & se fait entendre par des signes indubitables. C'est pour cela que i'ay resolu d'estendre le traicté qu'en a fait Polemon, sans m'esloigner mesme de ses termes : & adiouster du mien, ce que d'ailleurs i'en ay pû recueillir par mon estude, afin que ceux entre les mains desquels tõbera cette œuure, en reçoiuent vne plus grande commodité. Pour ne pas mentir comme toutes ces choses m'auoient cousté beaucoup de temps à escrire, i'auois resolu d'en reseruer la publication apres ma mort; & garder comme vn precieux tresor ces monumens de ma doctrine, pour ceux qui sont amateurs des bõnes lettres. Iusqu'icy la crainte des mauuaises rencontres qui naissent de l'enuie, principalement contre les grãds hommes, a faict garder le cabinet à toutes les autres productions de mon esprit: & n'eust esté ô Cõstãce que tu as desiré que ie misse celle-cy au iour, elle seroit encor dãs les tenebres. I'ay fait vne violence à mon inclination pour contenter la tienne, & en cela i'ay suiuy le precepte d'Homere qui veut que pour satisfaire au desir d'vn amy, on prenne plaisir à faire mesme ce qui deplaist. Au reste s'il y a rien dans le monde dont l'inuention se doiue raporter aux excellẽs hommes inspirez de l'esprit de Dieu, c'est la Physionomie qui d'elle mesme est capable d'aporter de merueilleuses vtilités à tous ceux qui se voudront donner la peine de l'apprendre : Car qui est-ce qui voudra commettre vn precieux depost, qui confiera sa femme, ou ses enfans, ou qui voüera son affection à vne personne, en qui paroistront des marques d'infidelité, d'impudence, ou de quelque autre vice? Quiconque a l'intelligence de cette doctrine tire d'elle comme d'vne diuination infaillible, & miraculeusement enuoyée du Ciel sur la terre, vne parfaitte connoissance des mœurs & des inclinations des hommes. De sorte qu'il ne tiendra qu'à luy de faire de bonnes amitiez, & d'euiter les mauuaiſes.

C'eſt pour cette raiſon que ie croy que ceux qui ont le plus de prudence parmy les hõmes doiuẽt employer tous leurs ſoins & toutes les forces de leur eſprit à deſcouurir les maximes & les myſteres de cét art : puiſque par ſon moyen il leur eſt aizé de penetrer dans les recoins les plus cachez & les plus ſecrets de la nature. Sur toutes choſes il faut prendre garde à ce qui eſt alteré aux perſonnes contre l'ordre de leur aage, ou contre celuy de leur pays ; & l'vn & l'autre donnent à beaucoup de gens des marques differentes par où l'on reconnoist aysement quels ils sont. Celles neantmoins qu'ils tirent & du pays & du lieu d'où ils sont, selon mon opinion sont les plus certaines, & sur qui nostre iugement se doit asseoir le plus. Il n'est rien de si facile que de reconnoistre l'humeur des nations en general, selon ce qui conuient à chacune en particulier. Les marques qui les distinguent & font connoistre; & qui sont communes à chacune d'elles sont en fort petit nombre: mais celles qui se voyent en chasque homme ont vne grande estenduë, & sont fort differentes les vnes des autres. Les Egyptiens ont tous des signes en eux par où la nature nous faict voir qu'ils sont Egyptiens. On en peut dire de mesme des Ethiopiens, des Scythes, & du reste comme nous le declarerons plus amplement, puis apres. Pour ce qui est de chasque personne en particulier il y a vne grande diuersité de signes à conſiderer. La difference qu'il y a d'vn homme à vn autre, eſt bien plus remarquable, par ce qui ſe trouue de diſſemblable particulierement entre eux, que par ce qui le ſeroit ſeulement par la diuerſité de leurs nations : & c'eſt par cette exacte obſeruation principalement qu'il faut monſtrer la ſubtilité de noſtre eſprit à deſcouurir les indices de la nature. Les plus grands & les plus ſpecieux, ſont ceux que tu dois conſiderer le plus. Car il y en a de tous degrez & de toutes qualitez ; & comme la diuersité en est grande, l'art de les bien comprendre, & de les bien expliquer en est aussy grand & difficille à practiquer : du moins autant que par leur meslange on peut decouurir iusqu'aux mœurs, & aux pensées mesmes des hommes. Au reste sçache, qu'il y a de mauuaises rencontres où les maximes de cette science bien souuent se trouuent eschoüées. La joye, la tristesse, la colere, le ieune, la repletion, la passion de quelque chose, la meditation, vn object, & tout ce qui peut reueiller l'ouye, peuuent alterer les indices, d'où tu voudras tirer de certaines conjectures des vices & des vertus d'vn homme. Ce n'est pas à dire pourtant que lors que cela arriue tous les signes changent. Il y en a qui ne changent iamais, & ceux mesme qui changent ne changent pas esgallement en tous, mais proportionement à la nature de ceux en qui ils changent. Sur tout il est à remarquer que les signes de quelque passion que ce soit, lors qu'ils paroissent en quelqu'vn, sont des preuues indubitables de la passion qu'ils monstrent, & l'homme pour certain est tel qu'ils le designẽt. Par exemple, quiconque faict paroistre en luy l'inquietude d'vn homme qui songe, & qui medite, dict & nous asseure tout en mesme temps qu'il est resueur & qu'il a le iugement bon. Quiconque a le visage d'vn homme qui songe à quelque meschanceté, bien que lors que tu le considereras il ne songe à rien de mal, il ne laisse pas d'estre meschant. Tu peux dire le mesme de celuy en qui les signes de la colere esclatterõt, encor qu'il ne soit aucunement esmeu lors que tu le regarderas. Tu feras le mesme iugement des autres passions. Ceux qui à leurs yeux & au reste du corps approchent de la beauté de la femme, en ont d'ordinaire & la molesse & les inclinations amoureuses, sont temeraires & impudens ; ne se plaisent qu'à tromper, sont dissimulez, & font gloire d'estre infidelles, comme les femmes. Ceux qui estans ieunes paroissent vieux, ſont ordinairemnent timides, faſcheux, ſoubçonneux, auares, ſuperſtitieux, gens de iugement, & en vn mot ont tous les biens & tous les maux qui accompagnent la vieilleſſe. Ceux au contraire qui en leur vieux aage ont encor en quelque façon la fleur & le printemps de leur ieuneſſe, aiment à ſe diuertir, ſont grands rieurs, ne ſçauent ce que c'eſt que de faire du mal, ſont ſimples, & pour le faire court leurs actions ſentent la candeur de l'aage dont ils font encore paroiſtre la beauté en eux.

Outre cela les hommes ont des ressemblances auec les bestes, non pas tout à faict; mais en quelque façon: principalement auec leur naturel, les vns plus, les autres moins. En ce sens-là juge du naturel de l'homme, par celuy de la beste à laquelle il ressẽble. Que s'il ressemble à plusieurs, iuge de luy par toutes celles à qui il ressemble: car il est à croire que tenant de leur forme, il tient de leur nature. Les conjectures dont nous auõs parlé, se peuuent aussi tirer de la voix, de la respiration,

tion, & de la couleur des hommes, comme de tout le reste de leur corps. Les yeux sur tout sont comme le theatre où se monstrent en bon nombre les signes les plus vniuersels. Ce sont eux, au trauers desquels l'ame se fait voir comme au trauers des fenestres. Il les faut tous exactemẽt remarquer, & les examiner auec vne merueilleuse attention. Car quelques petits qu'ils soient on voit vne grande difference entre eux. Au surplus quand par les maximes de cét art tu voudras esprouuer quelqu'vn, & sçauoir quel il est en son ame, ne l'en aduertis point, de peur qu'en se composant, il n'efface les signes qui le pourroient faire cognoistre.

Des Yeux.

Chap. I.

Les yeux humides & clairs comme l'eau d'vne viue source, sont des marques d'vn bon naturel, ceux des ieunes enfans sont de cette sorte. Les grosses prunelles tesmoignent de la stupidité, & les petites de la finesse, & de l'inclination au mal. Parmy les bestes, les Serpens, les Rats d'Inde, les Singes & les Renards les ont petites, & auec eux tous les animaux mal faisans. Au contraire ceux qui de leur naturel sont excessiuemēt stupides, comme les brebis & les bœufs les ont fort grosses. Ceux qui ont l'esprit tel que des gens de bien le doiuent auoir, les ont d'vne grosseur proportionnée au reste des yeux. Lors qu'elles ont des circonferences inegalles, l'injustice & la malice regnent au cœur de ceux qui les ont de cette sorte; comme la Iustice & la bonté lors qu'elles sont égalles. Ceux qui à l'entour de leurs prunelles ont des cercles comme enuelopez les vns dans les autres, en la mesme sorte que ceux qui sont agités de quelque violēte inquietude sont d'ordinaire fort meschans. Que si outre ces mauuais signes là, à leur front il paroist, comme quelque espece de nuages, ou verdastres, ou bluastres, obscurs, ou de quelque autre couleur que ce soit, sçaches que quelque mauuais demon regne en leur ame, & les agite par toute ſorte de maux, & de fureurs. S'il n'y paroiſt point de nuages, & que ces cercles dont nous venons de parler tournent à l'entour de leurs prunelles, il faut exactement conſiderer leur mouuement. S'ils roullent touſiours comme ſur vn meſme eſſieu, & vont & viennent en eux meſmes, les hommes dont ils tirent leur agitation ſont preſts : d'executer de mauuais deſſeins: meditent, ou la mort de quelques vns de leurs parens, ou quelque inceste, ou quelque impudicité encore plus detestable, ou quelque chose d'aussi cruel, & d'aussi effroyable que le banquet de Thyeste. Que si dans la continuation de leur mouuement, ils vont en rond, & roulent tantost d'vn costé, tantost de l'autre, & qu'en cette agitation parfois ils s'arrestent, ou facent quelque nouuelle action, c'est vn signe que celuy qui les remüë de cette sorte ne cõmet encore en effect rien de mal, mais qu'il songe à bon escient, aux moyens d'en commettre, & brusle d'vn impatient desir d'executer ses mauuaises passions ; mais qu'il en est empesché ou par sa propre paresse, ou par sa crainte.

Des yeux fixes.

Chap. II.

CEux qui de leur naturel ont la plus part du tẽps les yeux fixes, sont d'ordinaire impertinents ; & si auec cela ils les ont humides, on peut dire qu'ils sont peureux ; comme estourdis lors qu'ils les ont secs : & fort ſubjects à tomber, à tous momens, en deſordre & en confuſion. Lors qu'ils les ont haues, s'ils hauſſent le ſourcil, & retirent leur vent, ce ne ſont point de gens à donner aucun bon conſeil: ils ſont cruels, ont l'eſprit rempli de malice, ſont infiniment vains, & entrent fort aiſément en colere. Que ſi outre ce qu'ils ont les yeux fixes, & arreſtez, ils les ont encore vn peu rouges, & grands, ils ſont gourmans & laſcifs. Que ſi en la partie inferieure des yeux qui ſont de cette ſorte, ils ont, comme de petites rayes, ou petites ſeparations, ils ſont impudens, injuſtes, inſatiables, & manquent d'inuention preſque en toutes choſes. Ceux qui les ont fixes & petits ſont auares aü poſſible, & font leur proffit de tout ce qu'ils peuuent. Que ſi outre cela ils refroignent & le front & les ſourcis vers le milieu, ils ſont trompeurs: & ſi leur corps ſouffre les meſmes accidens, & ſe recueille comme en luy meſme, ils ſont & coleres & prompts, ou à tuer en trahiſon, ou à faire quelque mauuais coup. Au reste garde toy bien de faire amitié auec celuy qui aura les yeux & fixes & blancs & obscurs; ne souhaitte point de l'auoir pour voisin, ny d'estre de sa ville tant que tu le pourrras; car infailliblement il sera trompeur & vigilent à procurer le dõmage de son prochain. Ceux qui les ont fixes, petits, & humides, le front ouuert, & qui remuẽt souuent les paupieres sont studieux, ayment à parler beaucoup, & prennent vn singulier plaisir à s'instruire de tout ce qui est honneste de ne pas ignorer: & c'est là la forme des yeux fixes la meilleure & la plus excellente.

Des yeux qui remuent.

Chap. III.

Ceux à qui les yeux remuent viste, sont d'ordinaire turbulēts, soubçonneux, infidelles, & medisent & font beaucoup plus de desseins qu'ils n'en executent. Ceux qui en remuant les yeux remuent les paupieres, pour la plus part du temps ont l'ame basse

& ceux qui ne remuẽt point les paupieres si viste que les yeux sont hardis , & se portent auecque grande confiance à toute sorte de dangers. Ceux qui remuent les yeux lentemẽt, remuent aussi lentememt la chaleur de leur ame, & sont paresseux & faineãts; ont l'esprit fort emoussé, entreprẽnent difficilement toutes choses; mais quand vne fois ils en ont entrepris quelqu'vne on a toutes les peines du monde à la leur faire quitter. Le mediocre mouuement en ces rencontres suppose la mediocrité qui est en toutes ces extremitez; dont nous venons de parler. Les yeux qui semblent courir & s'eslancer de toutes parts, & qui auec cela ont plus d'obscurité que de viuacité en eux, sont comme de flambeaux mal esclairans qui font errer à l'estourdie ceux qu'ils conduisent. Ceux qui sont grands & qui tremblent se peuuent nommer les fenestres, au trauers desquelles on voit la stupidité, la folie, la gourmandise, l'yurongnerie, & la faineantise d'vn homme. S'ils sont petits

& verds & tremblans , ce sont des yeux d'vne personne effrontée , perfide, iniuste, & qui pour peu de bien qui luy en arriue, est tousiours preste à procurer du mal à qui que ce soit, & qui ne vit que des malheurs d'autruy. Les petits yeux blüastres, ou noirs, qui tremblent sont des marques infaillibles des mesmes imperfections. A la verité les blüastres sont plus aspres & plus ardens à tous ces vices : & tesmoignent moins de consideration en tout ce qui se faict mal à propos : comme les noirs plus d'impudence & plus de colere. Ceux qui ſemblent nager & flotter dans leur humidité monſtrent la moleſſe, & l'inclination amoureuſe d'vn hõme, mais n'ont point aucun argument, par lequel ils le puiſſent accuſer ny d'iniuſtice, ny de meſchanceté, ny de mauuais naturel, ny d'aucune auerſiõ pour les muſes.

Des yeux blœux.

CHAP. IIII.

QVand quelqu'vn a les yeux blœux & les prunelles petites on peut dire de luy qu'il est mal né, meschant & sordide plustost qu'autre chose. Ceux qui les ont bleus & secs, sont agrestes, & tesmoignent des mœurs en eux bien extraordinaires & estranges. Leur veüe d'ordinaire faict paroistre leur bile, & leurs yeux s'en monstrent plus teins que de la couleur dont ils sont. Les yeux tout à faict bleus sont d'ordinaire humides, & sont les meilleurs de tous les yeux. Ceux qui sont humides, resplendissans, & gros & asseurez, reserué qu'ils qu'ils tesmoignent de la colere sont des indices d'vn bon naturel & de bonnes mœurs. Ceux en qui la couleur bleuë est vn peu blãchastre, entre tous les yeux dont nous auons parlé, tesmoignent de la crainte & de la pusillanimité, & quand cela ne s'y rencontre pas iugés d'eux par les autres signes qui sont en eux, comme nous auons dict qu'il falloit iuger des autres. Pour ce qui est des yeux de diuerses couleurs, ils tiennent plus du roux que du bleu : & cela se doit entendre de ceux qui eſtans bleux ont en eux pluſieurs autres couleurs. Bien ſouuent à l'entour des prunelles, il ſe rencontre de petites taches bleuës de la groſſeur d'vn grain de millet & quelquefois de rouſſes d'eſgalle groſſeur que les bleuës; deſorte qu'entrelaſſées en leur ordre & en leur ſituation elles font comme vne eſpece de collier autour des prunelles. Ceux qui ont de tels yeux, ſont d'ordinaire meſchans, ont vne forte inclination à deſrober, ſont inuentifs, & ont bien plus de prudence, que de hardieſſe. Quant à ce qui eſt de ceux qui les ont de diuerſes couleurs, & auec cela fort petits, ils ſont ruzez, ſeruiles, flatteurs, adorateurs des grands, auares, ſe plaiſent à faire & dire toutes choſes couuertement, encor que l'vn & l'autre importent fort peu. Au reſte il n'y a rien que le gain ne puiſſe ſur eux : s'ils n'en ſont diuertis par leur crainte ou par leur foibleſſe; qualitez qui leur ſont auſſi naturelles qu'aux lieures. Ceux dont les yeux ſe trouuent eſgallement proportionnez en toutes choſes, &

en l'assiette qu'ils doiuent e-stre, se peuuent vanter d'a-uoir de bons yeux. Ceux qui les ont d'ordinaire tournez en haut, sont ou stupides, ou fols, sujects aux apoplexies; luxurieux, gourmans, & yurongnes : & quand auec cela ils les ont tremblans, ils sont en danger de tomber bien tost dans le mal caduc. Que si ils les ont haues, la cruauté leur est naturelle: ils ne respirent que le meurtre & le sang; & c'est vn miracle quand ils n'ont pas commis aucun assassinat : s'ils les ont plus rouges que bleus ; & qu'outre cela ils les ayent gros, ils ont de fortes passions pour le jeu, ayment les chiens, sont grands persecuteurs de femmes, dissolus en leurs discours, intemperans, & infiniment subjects à leur bouche. Les yeux tournez en bas, & comme summergez soubs leurs paupieres, signifient les mesmes choses que ceux qui sont tournez en haut ; excepté que d'abondant ils tesmoignẽt vn naturel prompt à se mettre en colere, & qui ne se peut presque iamais appaiser. Que si l'vn des yeux regarde en haut, & l'autre en bas ; & que d'ailleurs ils trẽblent : que les sourcils semblent souffrir comme vne espece de conuulsion, & que la respiration soit frequente & violente , dy hardiment que ceux qui ont ces accidens sont arriuez aux dernieres extremitez de l'epilepsie.

Des yeux tournez ou de trauers.

CHAP. V.

DEs yeux tournez à droit sont des yeux de fol : &

tournez à gauche des yeux d'adultere. Quand ils ſont bigles, & qu'ils tournent vers le nez, ils monſtrent qu'ils ſont gracieux, enclins à l'amitié & à l'amour tout enſemble. Que ſi outre cela ils ſont ſecs, & comme tous eſtendus, & qu'ils ne tremblent point, tien pour tout certain qu'ils ne denotent aucune meſchanceté; qu'ils ont en eux des marques d'amour & de courtoiſie, & que la pudeur & la Iuſtice ne les ont iamais abandonnez: que ſi ils tremblent ils ſont mauuais, & teſmoignẽt vne audace preste à tout oser & tout entreprendre.

Des yeux de diuerses couleurs.

Chap. VI.

EN matiere d'yeux de diuerses couleurs, les roux different d'auec les noirs par la varieté de leurs coulours. Il y en a beaucoup d'especes. Les noirs n'appartiennent qu'à des gens effeminez, dont les mœurs sont tout à faict corrompuës, en qui il n'y a aucune fiance, & à qui la consideration du gain est capable de faire entreprendre toutes choſes. On nomme roux ceux qui d'abord paroiſſent noirs ; mais qui conſiderez de prés monſtrent des taches vn peu rouſſes de la groſſeur d'vn grain de millet. Ils en ont d'autres en partie blanchaſtres, & d'autres tout à faict blanches : quelquefois ils en ont de tout à faict paſles, & quelquefois de paſles qui tirent ou ſur le roux, ou ſur le noir. On met auſſi les ſanguinaires entre celles qu'on nomme noires : il y en a qui n'ont point de ces taches dans les yeux : mais bien aux extremitez vne circonferance noire dans vne rousse. D'autres ont roux ce qu'ils ont vn peu blanc, & peu roux, ce qu'ils ont vn peu noir. ¶ Ceux donc en qui le noir seul paroist de loing, sont d'ordinaire genereux, sages, iustes, & ingenieux. Ceux qui n'ont que du roux, & ce roux mesme en forme d'vn quaré, sãs aucuns grains, & sans aucunes taches; & au dedans comme vn feu qui estincelle, & là mesme des taches passes, bleuës & rousses mélées ensemble, la circonference des prunelles ou rouge de ſang ,, ou bleuë, ſont tout à faict meſchans. Mais les plus meſchans de tous ſont ceux dont la groſſeur & le mouuement ſont remarquables, qui ont des regards eſtincelans, des paupieres fort eſtenduës, & qui en vn mot ſont ſemblables à ceux d'vn homme qui eſt en colere. Les loups & les ſangliers les ont de meſme: & ceux qui les ont comme ces animaux, ſont plus cruels, & plus rauiſſans qu'eux. Quand les petites taches qui ſont aux yeux roux ſont d'vne esgalle grosseur, ce sont des signes d'vne brutalité extresme. Ceux qui les ont de cette sorte sont coleres, querelleurs, & paillards au possible. Quãd elles sont ou plus petites ou plus grosses les vnes que les autres, les mœurs n'en sont pas si deprauées. Les empoisonneurs sont designez par les taches sangninaires meslées parmy des noires: & les sorciers & les Magiciens par les passes. Au reste ceux qui en ont de passes sont apprehensifs & timides: & ceux qui en ont de sanguinaires ſont boüillans & temeraires en toutes choſes. Lors qu'au lieu de ces taches ils ont vne circonference de diuerſes couleurs, ils ſont ruſés & trõpeurs. Si elle eſt ſanguinaire, il faut en conſiderer & la grandeur & la couleur. Vne circonference noire & petite, encloſe dans vne autre rouſſe en des yeux humides, pourueu qu'il n'y ait point d'autre mauuaiſe marque, denote vn homme d'vne prudence non commune, iuſte, ingenieux, mais qui ayme les ieunes enſans autrement qu'vn honneste homme les doit aimer. Vne circonference verte, qui en enclost vne noire, ne menasse de riẽ moins que de tromperie, d'injustice, de vol, & de salles accouplemens auec les femmes. Les circonferences qui sont d'autant de couleurs que l'arc en Ciel, aux yeux secs, tesmoignent de la bestise, & aux yeux humides vne prudence singuliere, de l'eloquence, du courage, & du iugement en toutes choses. Auec cela vne colere vehemente, & vne forte inclination, auec vn pouuoir esgal aux plaisirs de Venus.

Des yeux enfoncez.

Chap. VII.

Les yeux enfoncez ne furent iamais loüables. A la verité, quand ils sont gros, & quedans leurs cercles ils brillent comme vne eau brille dans vn bassin ; si d'ailleurs quelque mauuais signe ne les rend odieux, ils ne sont pas mauuais. L'humidité & la grosseur repare en eux le defaut de leur concauité. Quiconque les a petits & fort enfoncez est trompeur, dresse des pieges à autruy, & vn des plus cruels bourreaux, dont il ait l'ame persecutée, est celuy de l'enuie. Que si outre cela il les a secs, il est sans doute infidelle, & traistre au possible; s'il les a chassieux, il est trompeur; & s'il les a pleurans, il est fol.

Des yeux à fleur de teste.

CHAP. VIII.

LEs yeux à fleur de teste qui sont improuuez, cõme ceux qui ne tesmoignẽt rien tiẽ de bõ ont vne tumeur ou enflure qui les entoure, ou vne eſpece de ſillõ profond, & eſtroit, dans lequel ils sõt enclos de tous les coſtés. S'ils regardent en haut, ce ſont des ſignes de beſtiſe: s'ils regardẽt en bas, & qu'ils ſoient rouges, ce ſont des ſignes d'yurongnerie, & de gourmandiſe : S'ils ſont bleus, ils ſignifient de l'injuſtice & de l'imprudence, & s'ils ſont comme accablés ſoubs leurs paupieres, vne extreſme folie. Ceux qui les ont enflés & petits ſont ſubjects à eſtre parricides, ne font point difficulté de soüiller leurs mains du sang de leurs propres enfans, & sont bien souuent, & empoisonneurs & sorciers. Ceux qui les ont fort esleuez, gros, brillans & d'vne veuë aiguë, sont justes, prudens, studieux, & amoureux, en vn mot ils sont tels qu'estoit Socrate le Philosophe. Les yeux qui s'eslancent bien fort hors du visage, & qui sont extremement & petits & roux, au jugement de beaucoup de gens, sont des yeux non d'vn fol, mais d'vn homme dissolu, & en ses mœurs & en ses discours.

Des yeux brillans ou palpitans.

CHAP. IX.

LEs petits yeux, brillans ou palpitãs ne songent qu'à tromper & à faire du mal. Les gros n'ont aucun dessein pour estre des yeux d'vn homme stupide, & qui n'a point de sens. Ceux qui palpitẽt en sorte qu'ils semblent vouloir sauter hors de la teste, si ce n'est qu'ils soiẽt d'vne grosseur bien proportionnée, & telle qu'il la faut pour de bons yeux, & qu'ils voient bien clair, ils sont tout à faict mauuais. Car ceux qui sont de la grosseur qu'il faut, & dont la veuë est excellente, n'appartient qu'à des gens douëz de rares & incõparables mœurs, d'esprit infiniment esleué, qui produict de merueilleux effects des hauts desseins qu'il projecte, & de qui la grandeur de courage, & la prudence sont montées au plus haut degré de perfection, où iamais homme soit arriué. Toutesfois la plusspart de ceux qui ont de tels yeux sont violens en leur colere, enclins à l'yurongnerie : se saoullent iusqu'à n'en pouuoir plus : sont vains au possible, inconstans, prests à tomber dans le mal caduc, & souhaittent plus de gloire, que homme du mõde n'en sçauroit auoir. Alexandre le Grand estoit vn de ceux-là. Ceux qui les ont enflez tout à l'entour sont haïssables, ne plaisent à personne, sont cruels, gourmans, luxurieux, & aiment les Instruments & la Musique. Tire le reste des conjectures du reste des signes. Les yeux liuides ou plombez, si d'ailleurs tous les autres signes s'y accordent, sont des yeux où l'infidelité paroist & l'injustice, & auec elles vne audace à tout faire.

Des yeux tenebreux.

Chap. X.

TOutes sortes de maledictions & de malheurs logent dans les yeux tenebreux. Quand ils sont secs par dessus tous les maux, l'infidelité regne en eux.

S'ils ſont petits, ne t'y fie non plus qu'à la meſme tromperie. Il n'eſt rien de ſi frauduleux qu'eux, rien de ſi dangereux, rien de ſi mal faiſant, ny rien de ſi peruers. Les yeux tenebreux qui ſont humides, & d'vne moyenne groſſeur, ſont des marques d'vne homme cõſtant, ſtudieux, qui a veu beaucoup, qui apprend facilement, qui eſt religieux, timide, & aſſés bon meſnager : & ceux qui ſont ſeulemẽt tenebreux, & humides ſont des yeux pleins de fraude, d'infidelité & dimpudẽçe.

Des yeux clairs.

Chap. XI.

Les yeux clairs ſont contraires à ceux dont nous venons de parler: & ſont eſtimez tres-bons. Il n'y a point de ſigne en eux qui nous oblige à en faire vn autre iugement. Ce qu'il faut bien conſiderer.

Des yeux dont l'esclat est en quelque façon esgal à celuy d'vn marbre poly.

CHAP. XII.

LEs yeux dont l'esclat est en quelque façon esgal à celuy d'vn marbre poly, bien qu'ils ayent du feu en eux ne laissent pas d'estre mauuais. Lors que cét esclat se rencontre aux yeux bleus & sanguinaires, ils designent vne impetuosité extraordinaire à tout executer, & tout entreprendre, iusques à s'emporter au dernier poinct de la folie & de la rage: & quand il se rencontre aux roux, il ne designe que de la timidité. Ceux qui les ont de cette derniere sorte craignent en toutes rencontres; tiennent toutes choses pour suspectes, & se desfient de tout. Aux yeux noirs, c'est vn signe de meschanceté extresme, d'extresme pusillanimité, & d'extresme inclination à ne faire que du mal. Que si auecque ces vices le ris y est joinct, c'est encore pis : car il tesmoigne vne malice, à laquelle il ne se peut rien adjouster. Quand ceux qui ont de tels yeux, ont le regard effroyable, ils sont terribles, violens, & dangereux au possible. Lors qu'ils ont la veuë humide, ils sont coleres, gens de cœur, belliqueux, agreables en leurs discours, prompts à mettre la main à l'œuure, infatigables, peu preuoyans, & sans aucun artifice. Ceux qui l'ont seche, ne sçauroiẽt estre plus meschãs, ny plus scelerats qu'ils le sont, & ceux qui ont les yeux petits & enfoncez sont encores pires. Ils sont cruels, dissimulez, traistres, & appetent ardemmẽt toutes choses. Que si auec tout cela la peau qu'ils ont au dessus des sourcils est rude, les sourcils mesme sont rudes, & les paupieres droictes, ils sont gens de cœur, & prudens. Ceux qui n'ont ny la peau qui est au dessus des sourcils, ny les paupieres de cette sorte, mais qui ont le regard affreux & desagreable, sõt beaucoup plus meschans & plus à craindre que tous les autres.

Des yeux rians.

CHAP. XIII.

LEs yeux où le ris, & la gayeté logent ne ſont pas tout à faict exempts d'imperfection. Il y en a qui les ont pleins de malice, de diſſimulation, & de tromperie. Les pires de tous ſont ceux qui outre ce qu'ils ſont ſecs, regardent comme de trauers en riant. Ceux qui ſont enfoncez dans la teſte, & qui rient comme rient quelquefois ceux qui ſont aux aguets, meditent quelque mauuais dessein, & se tiennent prests à faire quelque meschant coup. Que si les parties qui sont à l'entour d'eux remuent, comme le front, les ioües, les sourcils, & les levres, il n'est rien de si mauuais augure que ce ris. Car c'est vn signe que l'esprit est occuppé apres quelque pernicieux dessein, & qu'il cherche les moyens de perpetrer quelque action desraisonnable & iniuste. Si outre ce que leur ris est immoderé, ils clignent & regardent attentiuement, ils ne songent à rien de bon ; leur meditation ne tend qu'à faire quelque chose de mal : & il est à croire que le crime, auquel ils aspiroient est desja commis, lors qu'ils rient ouuertement, & qu'ils sont cõme tous espanoüys en eux mesmes. Entre tous ceux dont le ris est excessif, les plus trompeurs, & les plus mal faisans sont ceux qui sont secs : comme les humides n'ont point de mauuaises mœurs, mais sont des marques de vanité, d'impatience à supporter le mal, de stolidité, de peu d'amitié, & de beaucoup d'impudence.

Ceux qui les ont sousrians & humides, & les paupieres estenduës, le front delicat, & ce qui est autour des oreilles vn peu mol, d'ordinaire sont doüez de qualitez extremément rares & magnifiques. Ils sont iustes, ils sont clemẽs, pieux, courtois enuers leurs hostes, prudens, sont gens de fort bon conseil, & pleins d'amour pour tout ce qui merite d'estre aimé.

Des

Des yeux dont les regards ſont affreux.

CHAP. XIV.

LEs yeux affreux & humides ſont ordinairement pleins de ſoins, & d'affection pour les arts. S'ils ont les ſourcils relaſchez : que meſmes les ſourcils ſemblẽt cligner, ou clignẽt en effet : & que le front ſoit & ouuert & affreux tout enſemble, ce ſont des ſignes de bonnes mœurs. Quiconque les a de cette ſorte, eſt conſtant, bon, ſage, & a des conſeils qui ne ſont point à meſpriſer. Pour ce qui eſt des yeux ſecs dont les regards ſont affreux, ils ſont infiniment dangereux; & n'ont en eux que toutes ſortes de malheurs. Quand ils ont le front rude, les regards aſſeurez & les paupieres droictes, les deſſeins qu'ils ont en eux ſont pleins de brutalité; & il n'eſt point de crime qu'ils n'ayent la hardieſſe de conduire iuſques au bout.

Des yeux à demy fermez.

CHAP. XV.

CEux qui ouurent & ferment frequemment les yeux sont d'ordinaire trompeurs, traistres, & ont vne forte inclination à voler. S'ils les ont humides, ils sont fort studieux, & sont amateurs des arts. Que si d'ailleurs ils les ont tremblans & haues, ils sont stupides, & subjects au mal caduc. S'ils les ont tousjours en mesme estat, & qu'en les fermãt ils pleurent tãt ſoit peu, & qu'en les ouurãt ils les hauſſent, ils ſont & ſtupides, & enclins à l'adultere & à la paillardiſe. Quand ils les ont bien droicts & humides, d'vne moyenne groſſeur, & d'vne ſplendeur agreable, auec vn frõt ouuert & poly, & qu'ils les ouurẽt & fermẽt, cõme nous auons dit, ils ſont fort pieux, de fort bon conſeil, ſtudieux au poſſible, ont vne incomparable douceur en leurs mœurs, & ſont de cõplexiõ amoureuſe. Quãd ils les ont ſecs, ils ſont furieux, agreſtes, injuſtes, &

mal faiſans. Ceux qui outre cela ont le front rude, les ſourcils racourcis, les paupieres comme du cuir boüilli, ont vn eſprit farouche & agreſte, hardy à executer toutes choſes, mais pourtant ſe laiſſent chatoüiller aux loüanges, & gaigner & par les honneurs & par les preſens. Ceux qui n'ont ny les paupieres droictes, ny les ſourcils immobiles: mais remuãs, & le regard mal aſseuré de meſme, ſont effeminés, & ne ſont hommes qu'à leur grand regret, & par contrainte.

Les yeux tout à faict ouuerts.

CHAP. XVI.

LEs yeux qui pour la plus part du temps ſont ouuerts, & fermez, qui ſemblent ou ſonger à quelque choſe, ou s'en repentir: & qui en quelque façon monſtrent quelles ſont leurs penſées, ſont des yeux à reprouuer. En cette rẽcontre s'il te ſouuiẽt de ce que nous auons dit aſſés ſouuent des yeux ſecs, des yeux humides, & des yeux tenebreux, des yeux clairs, des petits yeux, des grands yeux, des yeux creux, des yeux éleués, des yeux mols, des yeux asseurez, & du reste, tu pourras facilement suppléer de toy-mesme, ce que nous ne te disons point en cét endroict des indices de la nature. Quiconque a donc tousjours les yeux ouuerts, humides, & obscurs, est studieux: & si d'abondant il a le regard agreable, il est d'vne singuliere bonté, du moins bien souuent, & ceux la sont imprudens, & ozent toutes choses, qui les ont toujours ouuerts, toujours ſecs, toujours reſplendiſsãs toujours gais, & toujours clair-voyans.

Des yeux qui clignent, & qui ne clignent pas.

Chap. XVII.

LEs yeux qui clignent ſont des yeux d'vn homme timide : s'ils ſont ſecs ce ſont des yeux d'vn homme qui dreſſe quelque piege à quelqu'vn, qui cache tant qu'il peut ſa malice pour la faire eſclatter impunement ſur celuy qu'il veut perdre. Si outre cela ils ſont de trauers ou tant ſoit peu haues, ce ſont des marques infaillibles de la folie. Ceux qui ne clignent point, & qui ont le regard farouche, n'appartiennent qu'à des gens qui cherchent à commettre quelque meſchãtè action. Quand ils ſont doux, & aſſeurez, & humides, ce ſont des yeux d'hommes ſtudieux, paſſionnez de l'amour des lettres, & doüez d'excellẽtes mœurs: mais vn peu ſubjets à l'amour. Quãd ils ne clignẽt point, & qu'ils paroiſsẽt ou paſles ou bleus,

& qu'ils ſont ſecs, ils teſmoignent vne grande inclination à la colere, vne longue memoire, & vne long reſſentiment des injures receuës, des deſſeins de tuer, & aſſaſſiner, ou de cõmettre quelque autre auſſi méchante, & auſſi miſerable action que celle-là. De plus lors qu'eſtant tels que nous venons de dire, ils ſemblent s'enuelopper comme en eux meſmes, vne extreſme fureur, & vne extreſme rage, regnent puiſſamment en eux.

Des yeux qui ont les paupieres enflées.

CHAP. XVIIII.

LEs yeux qui ont les paupieres d'embas enflées, comme des vessies pleines de vent, sont des yeux d'yurongne, & ceux qui ont enflées celles d'enhaut, des yeux de gens qui sont grāds dormeurs. Quand ils les ont enflées, & les vnes & les autres, ce sont des yeux de tous les deux ensemble.

Des yeux aigus.

CHAP. XIX.

CEux qui ont les yeux fort aigus, ſont ordinairement turbulans, & voleurs: & ceux qui les ont louches en matiere de mœurs ſe peuuent dire autant femmes qu'hommes. Ceux qui ne clignēt qu'vne paupiere, qui l'auācent, ou qui la retrouſſent, qui ont les yeux humides, & qui regardent gratieuſement, ſont delicats, adulteres, & prennent plaiſir à faire bonne chere.

auec leurs amis. Il y en a qui par le milieu retirent leurs paupieres, & les retroussent tout en mesme temps en haut par les deux coins, & tournent les yeux auecque cela: si tu dis que ces gens-là sont fort lubriques & paillards, tu ne manqueras point; & auec eux semblablement, ceux qui haussent leurs paupieres par le milieu, & par les deux coins, les retirent en bas.

Fin du premier Liure.

LA PHYSIONOMIE, OV DES INDICES QVE la Nature a mis aux corps humains, par où l'on peut descouurir les mœurs, & les inclinations d'vn chacun.

LIVRE SECOND.

Chap. I.

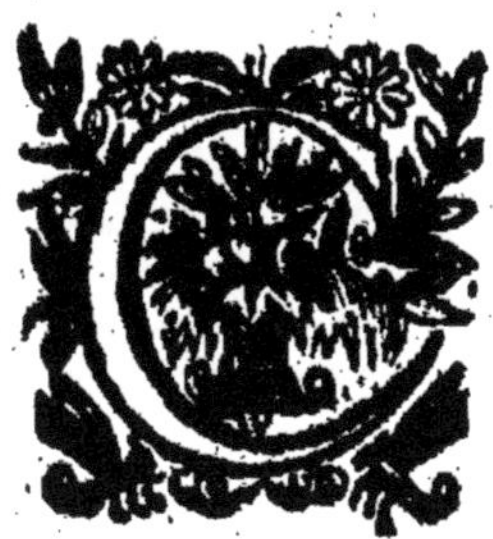

E n'est pas assez de tirer des yeux les conjectures des mœurs & des inclinations d'vn chacun, il les faut tirer aussi des autres parties du corps humain. Chasque membre, chasque couleur, le mouuement, la respiration, la voix, & tout ce qui accompagne ces choses, nous peuuent donner à cõnoistre le naturel de chaque homme en particulier. Vn signe ny deux ne suffisent pas pour nous obliger à tirer vne consequence infaillible des vertus, ou des vices d'vne personne: il en faut auoir plusieurs: & ceux mesme que l'on en a doiuẽt estre des plus remarquables,

& s'accorder entre eux. Au reste quels qu'ils soient, de necessité il les faut rapporter à ceux qui se trouuent dans les yeux, comme à ceux qui sont les plus considerables de tous, & qui dominent sur les autres. La Physionomie sera infaillible, quand les vns qu'à bon droict nous pouuons nommer externes s'accorderont auecque les autres, qui par les yeux se monstrent comme au dedans de nostre ame: Les plus puissans sont ceux qui sont les plus proches des yeux: comme ceux qu'on qu'on remarque au front, au nez, à la bouche, aux joües & à la teste. Ceux que l'on remarque au col, & à l'entour du col, ou à l'estomach tiēnent le second lieu ; & le troisiesme, ceux qui sont aux espaules, aux mains, aux cuisses & aux pieds: Les derniers de tous sont ceux du ventre. L'air de tout le corps humain consideré par toutes ses parties comparées ensemble, est comme la base & le fondemēt sur qui nous deuons asseoir les plus solides iugements, & les consequences les plus certaines, & les plus infaillibles de cette ſcience. Et c'eſt ſur luy que noſtre conſideration ſe doibt principalement arreſter, comme ſur le ſceau, & ſur le cachet ſoubs leſquels ſont conſignés les ſecrets & les myſteres de noſtre diuination. Ce n'eſt pas que de luy-meſme il n'eſtabliſſe les maximes auſquelles nous deuons adjouſter foy. Ce qu'il eſt, il ne l'eſt que par ce qui ſe rencontre, & aux yeux, & aux autres parties dont nous venons de parler. Le tout mis enſemble faict la creance que nous tirons de luy. Les signes les plus grands, & les plus euidens que l'on tire de l'air d'vn chacun doiuent admettre pour vne maxime indubitable que parmy les hommes le masle est semblable au masle, & la femelle à la femelle, & ainsi du reste des animaux. Le naturel de chasque beste est connoissable par celuy qui est conuenable à l'espece, qui est celuy qui conuient à chacunes d'elles en particulier. Par exemple, le naturel du Liõ est d'estre & fort, & genereux. Tous ceux de son espece sont de mesme. La molesse & la colere sont deux qualités naturelles à la Panthere, comme aussi de se tenir cachée, d'estre souuent aux embuches, & d'auoir de la timidité, & de la hardiesse tout ensemble. Et en effect sa forme est conuenable à toutes ces choses-là. L'ourse est cruelle, rusée & dommageable. Ainsi au reste des animaux, il paroist des mœurs, qui leur sont toutes particulieres. Au sanglier on remarque vn courroux non premedité : au bœuf, de la ſimplicité & de la grauité : au cheual de la vanité & de l'ambition : au renard de la fineſſe & de l'accouſtumance à dreſſer des embuches : aux ſinges de la diſſimulation & de la bouffonnerie : de la ſtolidité aux brebis : de la ſottiſe & de l'impudicité aux boucs, & de la ſalleté & de la gourmandiſe aux pourceaux. Semblablement parmy les oiſeaux, & parmy les reptiles, ceux qui ſont d'vne meſme eſpece, ont entre eux vne correſpõdance de mœurs. S'il arriue dõç que quelqu'vn ait quelque membre ou quelque partie en soy semblable à celuy ou à celle de quelque animal, ou de quelque oiseau, il faut iuger des indices de son naturel par ceux du naturel de la beste à laquelle il ressemble en ces choses-là. Si tu vois que vn homme ait les yeux roux, & vn peu enfoncez dans la teste, souuiens-toy du Lion qui les a de mesme. S'il les a fort enfonçez, souuiens-toy d'vn singe, & infere qu'il est malicieux comme luy. S'il les a larges &

plats souuiens-toy d'vn bœuf. S'il les a comme panchéz vers la terre asseure hardiment que ce sont les yeux d'vn asne, & par consequent d'vn homme qui n'a point de iugement, qui est estourdy & querelleux tout ensemble. Au reste tout consideré, en toutes rencontres les masles vallent mieux que les femelles. D'ordinaire les masles sont genereux, sans fraude, iustes, courageux, pleins d'ãbition, & de bonté. Au contraire les femelles ne sont point genereuses. Elles sont fascheuses, trompeuses, inconstantes, injustes, querelleuses, temeraires, & timides. Outre cela la pluspart du temps elles ont la teste plus petite que leurs masles: le corps aussi plus petit, le poil plus mol, la face plus estroite, les yeux pleins de feu & de splendeur, le col plus gresle, & l'estomach moins fort, & sãs costes, les cuisses plus charnuës, les iambes plus menuës, les genoux plus esleuez, les extremitez des pieds & des mains plus belles : en vn mot l'air de tout le corps, plus delicat , plus negligé & plus doüillet ; & le corps mesme en toutes ses parties fourny d'vne chair plus humide, plus douce, & soustenuë de moins de nerfs. Elles ont encore la voix plus douce & plus deliée, le marcher plus menu & plus frequent, les membres plus souples, & le mouuement plus humide, & par consequent plus flexible. Les masles ont le contraire de tout cela. Entre tous les animaux le Lion est celuy qui tient le plus du masle. La Panthere approche le plus de la forme de la femelle. Parmy les oyseaux l'aigle ressemble plus son masle que sa femelle, & la perdrix la femelle plus que le masle. Entre les reptiles, le dragon est s'il se peut dire plus que masle, & la vipere plus que femelle.

De ceux qui sont eunuches, de leur naissance.

CHAP. II.

LEs signes qui se rencontrent en ceux qui naissent eunuches sont tousjours beaucoup plus mauuais que ceux qui se trouuent au reste des hommes. D'ordinaire cette sorte de gens-là sont cruels, trompeurs, mal-faisans, les vns plus, les autres moins. Pour ce qui est de ceux qui ne sont eunuches que par accident; quelques vns des signes qui sont en eux changent souuent, lors qu'eux mesmes changent. Quant aux autres qui sont les plus conformes auecques leur naturel, & comme nez auec eux, ils ne changent point pour la pluspart : mais demeurent auec eux.

Des ongles.

CHAP. III.

LEs ongles larges, & blancs, & vn peu roux sont des ongles d'vn homme d'esprit : & les ongles longs, estroicts & bossus, sont des ongles d'vn sot, & d'vne beste. Quand ils sont tortus, ou crochus, ils designent vn impudent, & vn voleur : & lors qu'ils sont comme nez auec la chair, ce sont des signes de la sottise & de la brutalité de quiconque les a de cette sorte. Ceux qui les ont fort petits, ou noirs, ou pasles, ou rudes, ou mal polis, sont rusez & malins. Les personnes lascives les ont fort roux. Quoy que ç'en soit comme nous l'auons desja dit, entre tous les signes dont pour la plus-part du temps il ne faut pas faire beaucoup de cas, ceux des ongles, cõsiderez à part, sont les moins importans de tous.

Des doigts.

Chap. IIII.

QViconque a des doigts qui paroissent comme attachez les vns auec les autres, est salle & du naturel des pourceaux. S'il les a tortus, il est cauteleux, malicieux & auare. Ceux qui les ont fort petits & fort menus sont fols : & ceux qui les ont emoussez & gros sont audacieux, peu preuoyans, & brutaux, comme ceux qui les ont & fort longs & fort menus sont gens qui ont fort peu de iugement. Ceux qui les ont d'vne grandeur bien proportionnée les ont tels qu'il faut.

Des pieds.

Chap. V.

Les pieds nerueux, & bien articulez sont des signes de generosité & de bonnes mœurs. Ceux qui les ont & fort charneux & fort delicats, sont mols & delicats eux mesmes: comme ceux qui les ont cours, emoussez, & gros, sont fort approchãs de la ſtupidité des beſtes. Les pieds fort longs, ſont des pieds d'vn homme fort aſpre & fort ardent aux affaires du monde, & qui a de l'inclination à tromper & faire du mal couuertement. Ceux qui ſont & boſſus par le deſſus, & creux au dedans ſont les pires de tous. Comme ceux qui ont la cheuille fort platte & fort eſgalle : & qui en marchant s'appuient tout à faict ſur elle. Quiconque les a de cette ſorte eſt meſchant, & ne ſonge iamais à rien qui vaille.

Des

Des cheuilles des pieds.

CHAP. VI.

LEs cheuilles des pieds bien faictes & bien proportiõnées sont des cheuilles des pieds d'vn homme genereux, & les delicates, & vnies, celles d'vn homme faineant, comme les minces celles d'vn homme peureux. Ceux qui les ont fort grosses, & auec cela, les talons fort rudes: les pieds charneux, les doigts emoussés & le gras des iambes fort gros, la plus part du temps sont ou fols ou tout à faict impertinents.

Des iambes & des cuisses.

Chap. VII.

D'Ordinaire les hommes genereux, & industrieux ont les cuisses d'vne iuste grosseur, ny trop grandes, ny trop petites, nerueuses & fermes. Ceux qui n'ont point de cœur ny presque point de disposition à rien faire qui vaille, les ont molles & peu nerueuses : & ceux qui sont d'vn naturel malin & timide les ont fort grosses : outre cela elles sont nerueuses en vne personne incontinante & luxurieuse. Les jambes grosses par le milieu à la façon d'vne femme qui a vn enfant dans le ventre ne marquent que des gens effrontés, sans honneur & abominables. La plus part du temps, la grosseur des jambes est vne marque d'vn esprit inhabile à rien apprendre, & né à la seruitude, dy la mesme chose des cuisses.

Des genoux & des hanches.

CHAP. VIII.

CEux qui ont les genoux fort tournés en dedans en ſorte qu'ils ſe heurtent l'vn contre l'autre, ſont timides & effeminez. Les hanches fort groſſes n'appartiennent qu'aux femmes: & celles qui ſont plus pleines d'os que de chair, aux hommes. Ceux qui ſont ruſez & cauteleux les ont menuës, peu charnues & ridées, comme ſi elles auoient eſté boüllies : telles ſont les hanches des ſinges.

Des reins.

CHAP. IX.

LEs reins pleins d'os ſont forts, & ſont des reins d'homme ; Les reins charnus & mols, ſont des reins de femme. Ceux qui ſont pointus par le bout, ſignifient de l'impudence & de la baſſeſſe de courage.

Du dos.

CHAP. X.

VN dos large & massif est la marque d'vn hõme & genereux & courageux tout ensemble, lẽ contraire denote le contraire.

De la bosse.

CHAP. XI.

IAmais homme qui fut bossu n'eut rien de bon en luy, si ce n'est que l'humidité predomine en ses membres : & que tous les autres ſignes qui monſtrent qu'on eſt doüé de bonnes qualitez ſoient en luy, ce qui arriue fort rarement. Ceux qui ne ſont point oppreſſez de ces malheureux fardeaux, mais qui ont la taille belle, ſont ordinaire grands amateurs de la chaſſe.

Des coſtez & du ventre.

CHAP. XII.

IL n'appartient qu'aux gens foibles, faineans & timides d'auoir des coſtez minces, & à des gens farouches & intraictables de les auoir fort durs & fort charnus. Les auoir ronds, & pleins comme s'ils estoient enflez, est vn signe de fripponnerie, & de malice tout ensemble ; & les auoir gresles & peu couuerts de chair, vne marque de timidité & de gourmandise. Pour ce qui est du vẽtre l'auoir comme vuide & mol, est iouïr & de la santé de l'ame, & estre orné de la plus Royalle, & la plus esclatante de toutes les vertus, qui est la magnificence. Les gros ventres, & charnus, s'ils sont mols, & qu'ils panchent en bas denotent vne grande ſtupidité, de l'yurongnerie & de l'impudence. Si la chair en eſt ferme, & qu'ils ſoient durs eux meſmes, c'eſt vne marque de gourmandiſe, de tromperie, & de meſchanceté.

De la poitrine, des mamelles et du dos.

CHAP. XIII.

CEux qui ont l'eſpace qui eſt entre le nombril & la bouche de l'eſtomach plus grand que celuy qui eſt entre la bouche de leur eſtomach & la racine de leur col, sont goulus & gourmans. Vn grãd estomach est l'estomach d'vn homme courageux : comme vn estomach delicat & foible, celuy d'vn homme effeminé & faineãt. Ceux qui l'ont fort charnu sont ennemis de toute societé, & meschans au possible. Ceux qui ont les mãmelles pendantes, & l'estomach fort charnu & mol, sont luxurieux & sujets au vin. Les dos robustes & forts sont les meilleurs, & les dos foibles & menus ne denotent que de la timidité, & de la pusillanimité. La grande masse de chair qui couure le dos est vne marque d'vn esprit grossier & stupide, comme le trop peu de chair en cette partie-là est vne marque de folie. Les dos larges designent vne grande prudence: & les dos vn peu ronds de l'habilité de l'accortise & de la bonne grace en toutes choses. Ceux qui ont le dos vn peu courbé, & les espaules penchantes vers l'estomach, sont pleins de malice & d'enuie, & s'ils ont auecque cela le corps comme entierement relasché & rompu, ils sont & auares & vilains.

Des clauicules ou des os qui lient les espaules auec le corps; et des espaules.

Chap. XIV.

CEux qui ont les clauicules fort bouchées, n'ont ny le sens gueres bon, ny ne sont gueres propres ny actifs aux affaires du mõde. Ceux qui les ont trop ouuertes & comme diffuses, sont faineãts, & ne sont bõs à rien: mais ceux, qui les ont mediocremẽt ouuertes sont fort ſages & gens de cœur. Les eſpaules fort groſſes n'ont rien de bon en elles. Celles qui ſont & fortes & robuſtes, ſont des ſignes des mœurs qui ſont conformes à leur bonté, comme celles qui ſont & delicates & foibles, le ſont d'vn homme timide, & qui ne vaut riẽ pour le trauail. Les gens malicieux les ont & menuës & aiguës tout enſẽble; Si elles ſont inarticulées, & comme ſans aucune liaiſon, & ſans aucune ſoutenance, ce ſont des eſpaules d'vn ſot, & d'vn ſtupide.

Des bras, des coudes, & des mains.

Chap. XV.

LEs bras longs, & de qui les mains touchent aux genoux, ſont des bras inhabiles au trauail, & n'ont que de la foibleſſe en eux. S'ils ſont courts en ſorte, qu'ils n'arriuent point iuſqu'aux genoux : & que pour manger il faille que la bouche aille au deuant des mains, ce ſont des bras d'vn homme qui ne veut gueres de bien à perſonne; qui ſe laiſſe ronger à l'enuie, & qui ſe reſioüit du mal d'autruy. Au reſte il n'eſt rien de meilleur que d'auoir de la force & aux bras & aux coudes, & aux poignets : car la foibleſſe en eux marque la foibleſſe qui eſt au reſte de ce qui eſt en l'homme. Lors qu'ils ſont trop charnus, ils ne teſmoignent que de la ſtupidité & de l'auerſion pour tout ce qui doibt eſtre aymé. Les perſonnes de grand eſprit ont les mains molles & delicates : & les perſonnes de mauuais eſprit & de grand courage les ont & grandes & rudes. Les fols le sont fort courtes : & les hommes meschans & scelerats les ont & grosses & courtes tout ensemble. Des mains estroictes, & gresles, sont des mains d'insigne voleur : comme aussi celles qui sont & grosses & crochuës tout ensemble. Celles qui ne sont remarquables que par leur petitesse, sõt des mains d'vn homme & rusé & larron au possible. Par des mains & crochuës & gresles pareillement, tire aussi des arguments infaillibles de de l'humeur fripponne, & de la friandise d'vn homme.

Du col & du gosier.

Chap. XVI.

Les gens de mauuais naturel & les poltrons, d'ordinaire ont le col fort long & fort menu, les coleres, les vains & les opiniastres l'ont & long & gros. Les gens & forts & industrieux de bon esprit & amateurs de la vertu, ne l'ont ny trop long ny trop gros : mais bien faict. Les hommes rusez, & qui ne ſont nais que pour faire du mal l'ont & mol & foible. Ceux au col deſquels les nerfs s'eſtendent comme pour ſe monſtrer, ſont tout à faict meſchans. Que s'ils ont en eux d'autres ſignes qui le confirment, ils ſont infailliblement ſtupides & fols iuſques à la rage. Lors qu'il y paroiſt de groſſes veines comme enlaſſées les vnes auecque les autres, c'eſt vn ſigne d'vne incroyable meſchanceté. Ceux qui l'ont démeſurement gros, ſont enclins à la colere, meſchans, intraictables, &

ſales ny plus ny moins que des pourceaux : & ceux qui l'ont & demeſurement gros, & deſmeſurement court, ſont audacieux, & de peu de cœur. Les gens querelleux d'ordinaire ont les vertebres de la racine du col fort rudes, & s'enflent depuis le pied du col iuſques aux eſpaules dont elles font la liaiſon. Quiconque a le col rude eſt indocille & intraictable : & quiconque l'a rude & couuert de poil, comme ſi c'eſtoit vne criniere eſt & ennemy de la ciuilité & fort querelleux. Vn col aspre, & immobile marque vn homme plein de meschanceté, d'opiniastreté, & d'vne humeur à ne se laisser point gouuerner. Les fols l'ont quelque fois comme immobile. A la verité il y en a qui l'ont cõme immobile, mais qui portent leur industrie iusqu'au de là d'eux-mesmes, & s'accoustumẽt à surmõter toutes sortes de difficultés & de peines, pour grosses qu'elles soient afin d'en corriger le deffaut. Ces gens cy sont des gẽs effeminés, mais qui font tout ce qu'ils peuuent pour cacher leurs salletés & leurs imperfectiõs, qui toutesfois sont renduës euidentes par les conuulsions de leurs levres, par le changement de leurs yeux, par leurs pieds tortus, par le mouuement de leurs hanches, & par l'instabilité, incertitude, & demangeaison de leurs mains, & par le ton de leur voix. Leur col ne sçauroit demeurer tousiours en repos : il faut qu'il se tremousse, ne se pouuant aisément remuer. La mollesse du corps pour le plus souuent est propre à vn homme tout à faict effeminé, principalement quand auecque ce vice-là il y a d'autres signes qui s'accordent auec elle. Vne consistance de col mediocre & telle qu'elle est à desirer, auec vne bonne assiette ne designe rien de mauuais, & est fort bonne. Vn col droict & qui regarde comme en haut est vn col d'vn homme qui ne cherche que de la noise, qui n'a pas plus de iugement qu'il luy en faut, & qui est vn peu plus mol & plus effeminé qu'il n'appartient, si ce n'est que la lãgueur qui eſt en l'homme l'oblige à le compoſer de cette ſorte. Vn col qui ne ſe tient point droict : mais qui d'ordinaire panche de quelque coſté , ſigniffie quelque fois de la ſottiſe, & quelque fois auſſi de l'inclination aux bonnes lettres, de l'auarice , ou de la meſchanceté, & en vn mot vn eſprit qui n'eſt ny ſimple, ny beaucoup ſenſible à la joye, ny aux delices de la vie. Celuy qui ſemble regarder du coſté droict plus que du gauche, eſt le col d'vn homme ſtudieux, honneſte &

temperant, & celuy qui semble regarder le costé gauche plus que le droict; celuy d'vn fol & d'vn luxurieux, de quelque costé qu'il pãche hors ces deux-là, c'est vn mauuais signe. Il ne tesmoigne que de la maladie, & de la mauuaise dispositiõ au cerueau de quiconque l'a de cette sorte. Quand vn homme a le gozier rude c'est vn signe qu'il est volage, frippõ, & vain, & presomptueux en ses discours. S'il y a des vertebres en luy qui s'esleuent, il sera volage à la verité; mais nos pas si temeraire en ses discours comme on pourroit dire. Il aura de hautes pensées dans l'esprit: mais quãd il aura l'imagination eschauffée à force de boire, il deuiendra plaintif, soupçonneux, deffiant, entrera aisement en colere, & fera voir en effect qu'il est desplaisant yurogne.

Des machoires & des levres.

CHAP. XVII.

CEux qui ont les machoires lõgues ne sont pas beaucoup meschans, aiment à parler iusques à se rendre importuns, & sont vn peu vains. Ceux qui les ont petites sont tout à faict meschans, tout à faict cruels & traistres. Les serpens qui les ont petites, ont tous ces vices. La machoire d'en bas d'vne forme ronde, est vn signe de faineantise, & d'extresme molesse, & quand elle est quarrée, elle signifie grandeur de courage. Vn menton fourchu dont la fourchure est grande est vne marque d'vn esprit cauteleux, & rusé, & si elle est mediocre, c'est vn signe d'vn naturel amoureux &

gracieux au poſsible. Des levres menuës & comme joinctes enſemble en vne grande bouche qui paroiſt comme ſi elle eſtoit toute d'vne meſme piece, deſignẽt vne grande prudence & vn grand courage ; les Lyons les ont de cette ſorte. Des levres extrememẽt menues en vne bouche fort petite, ſont de leures d'vne perſonne qui manque de courage ; mais non pas d'inclination à trõper. Eſtime & fay grand cas d'vne bouche qui ne ſera ny trop releuée, ny trop platte ; les bouches trop releuées sont des bouches de fols, de grands parleurs, & de gens temeraires: & celles qui sont trop plattes, de gens timides & inconstans. Vne petite bouche n'est propre qu'aux femmes, & à leurs mœurs : & vne grande aux hommes. Vne bouche demesurement fenduë, est la bouche d'vne personne qui ne mãge point, mais qui deuore: à qui la cruauté est naturelle, & auec elle la folie & l'impieté. Les chiens ont la gueulle fenduë de cette sorte. Ceux qui ont les levres rehaussées sur les dents de deuant ont vn esprit malin, sont querelleux, vains & grãds clabaudeurs. Les chiens ont de mesme leurs lippes. Ceux de qui la bouche est fort auancée & qui ont des levres rondes, grosses & retroussées, en leur façon de viure & en leurs actions sont de vrays pourceaux. Lors que la levre d'enhaut couure celle d'en bas, comme la plus petite, c'est vn signe d'vne grande prudence. Que si celle d'en bas est la plus grosse, n'infere point de mauuaises mœurs, mais bien vne sagesse affectée, & vaine, & vne sottise non commune. Vne petite bouche fort releuée est la bouche d'vne personne malicieuse, & qui ne s'estudie qu'à trahir & dresser des embuches: & vne bouche enfoncée est celle d'vn homme enuieux, mal faisant, & perdu dans les desbauches.

Du Nez.

Chap. XVIII.

CEux qui ont le nez pointu, se laissent aisement emporter à la colere:

& ceux qui l'ont fort gros par le bout, & abaiſſé, ſont d'vn naturel meſchant & peruers. Lors que tu verras qu'vn homme l'a fort charnu par le bout, rond & cõme emouſſé, fay hardiment comparaiſon de ſa generoſité, & de ſa grãdeur de courage auec la generoſité & grandeur de courage des Lyons & des excellens chiẽs qui l'ont de meſme. Vn nez long & menu ſe rapporte au bec des oyſeaux qui eſt comme leur nez. Par conſequent de quiconque la de cette ſorte, ne te promets jamais d'autres humeurs, que celles qui d'ordinaire se rencontrent aux oiseaux. Quand la partie du nez qui est joincte auec le front passe du front au nez d'vne mesme venuë, c'est vne marque d'vn bon naturel, d'vn homme de bon jugement & de bon courage. Quand elle est au contraire de cela, elle designe de la molesse & de l'ignorance en ceux qui l'ont de cette sorte. Ceux qui ont le nez fort droict sont grans parleurs & insolens en leurs discours. Ceux qui l'ont vn

peu

peu gros sont d'vn bon naturel; & ceux qui l'ont fort petit changent cent fois de resolution en moins de rien: & ont vne grande inclination à desrober. Ceux qui l'ont aquilin sont d'ordinaire genereux; & ceux qui l'ont camus sont fort lassifs & fort luxurieux. Les narines fort ouuertes & larges sont des marques de force & de courage, & les narines estroittes & peu ouuertes, & rondes, des marques de folie. Vn nés tortu est vn nés comme on dict bien souuent d'vn homme de qui les penseés sont de trauers.

Du front.

Chap. XIX.

CE n'est pas vn petit argumẽt de stupidité que d'auoir le front fort estroit; ny de paresse, & de faineantise de l'auoir estroit & poly. L'auoir fort grand, est auoir aussi vne grande intelligence & grande facilité à comprẽdre tout ce que l'on veut. Ne fay point d'estat d'vn front tout à faict plat: car ce n'est point vn front digne d'vn homme : ny d'vn front, courbé, esleué, & rond comme de celuy où d'ordinaire loge la stupidité & l'impudence. Ne te fie point à vn homme qui a le front rude, ny à celuy qui en cette partie-la, a comme des fosses & des colines : car toutes ces choses-là sont des marques tres-euidentes d'infidelité & d'extresme finesse, & quelquefois aussi d'extresme folie : principalement lors qu'il y a d'autres signes qui s'y accordent. Vn front quarré d'vne juste grandeur & bien proportionné au reste des parties du corps, est vne marque infaillible d'vn grand courage, d'vn grand iugement, & d'vne grande prudence. Au reste ceux qui l'ont fort releué sont extresmement opiniastres : ceux qui l'ont fort ouuert ne prennent rien à cœur: & ceux qui l'ont plein de rides sont studieux, & pleins de soucis.

Des joües et de la face.

Chap. XX.

LEs joües fort charnuës ſont des indices de pareſſe & d'yurongnerie : & celles qui le ſont fort peu, le ſont de fineſſe & de meſchanceté. Ceux-là ſont enuieux & malins de qui les machoires groſſes ſont fort eſloignées des yeux : & des joües beaucoup lõgues, ſont des joües d'vn fripõ, & d'vn homme qui parle beaucoup & ne dict rien qui vaille. Vn viſage plein & charnu teſ-

moigne le naturel d'vn hõme delicieux & de bonne
constitution : & vn visage
maigre & decharné est vne
marque d'vn esprit plein
d'inquietude & enclin à
tromper & dresser des em-
buches. Vn visage bien petit
ne promet que des mœurs
de peu de consideration : &
vn grand de la stupidité &
de la folie. La magnificence
sur toutes choses, la mali-
gnité, & l'auarice se font
principalement voir au visage. Il y a des visages tristes
où le trauail de l'estude & l'e-
rudition se monstrent. Il y

en a qui ſemblẽt n'eſtre nais que pour rire, & d'autres pour ne rire iamais. Il en eſt qu'on diroit pleurer. Il en eſt qui ſemblent faicts pour veiller, & d'autres pour dormir. En vn mot, là ſe fõt voir toutes les autres inclinatiõs que la nature a miſes aux hommes : & quiconque en veut tirer de bonnes coniectures, les doibt puiſer de ce qu'il remarque principalement en luy. Les conuulſions des ioues & de la face en general aux viſages triſtes ſont des argumẽts & des teſmoignages de folie, & de manie : & aux visages gays des pronostiques de luxure & d'impudicité.

Des aureilles.

CHAP. XXI.

LEs gens stupides ont de grandes aureilles & les rusez malicieux les ont petites, & les sots & impertinents comme roignées tout à l'entour. Quand elles sont d'vne moyenne grandeur & quarrées, elles signifient de la force & de la subtilité d'esprit. Celles qui sont comme burinées sont des aureilles d'vn homme, & docile & ſage : & celles qui ne le ſont pas ſignifient tout le contraire.

De la teſte.

Chap. XXII.

VNe petite d'ordinaire a le cerueau mal timbré, ne produit que des ſottiſes & des ſtupiditez. Celle qui eſt vn peu groſſe a vn bon cerueau en ſoy, le ſens fort bon: & ſes penſées touiours tournées vers la grandeur de courage, & la magnificence. Celle qui eſt demeſurement groſſe a auſſi pour dire la verité, le sens fort bon : mais elle a aussi les sentimẽs d'vn homme auare, & la paresse d'vn faineant. Celle qui est tout à faict grosse est la teste d'vne presonne priuée, & de sens, & d'aptitude à rien apprendre. Ceux qui ont la teste pointuë sont impudens: & ceux qui l'ont releuée, opiniastres. Ceux qui ont le derriere de la teste fort plat, sont d'ordinaire fort genereux, & gens de grand courage: & ceux qui ont & le deuant & le derriere de la teste enfoncé sont & coleres & trompeurs. La meilleure de toutes les testes, & celle qui d'ordinaire a le plus de sens, & de prudence, est celle qui est platte par le milieu, bien proportionnée, & qui n'est ny trop grosse ny trop petite.

De la couleur & des cheueux en general.

Chap. XXIII.

LEs conjectures qui se tirent, & des cheueux & de la couleur ne sont point d'elles seules suffisantes pour descouurir les mœurs & les inclinations des hommes. Par elles il est

mal aysé de dire sans se trom-
per bien souuent de quelle nation on est; à cause de la diuersité des peuples qui sont meslez les vns auecque les autres. Il y a des Syriẽs en Italie, des Affriquains en Thrace, & ainsi du reste, qui sont dispersez les vns d'vn costé, les autres d'vn autre. La plus part du temps neantmoins ceux qui habitent au Septentrion, soubs l'Ourse sont grands blancs, ont les cheueux blonds & desliez, les yeux bleus, sont camus, ont de grosses cuisses, la chair molle & espaisse, le ventre

gros:sõt ſimples, courageux gens de peu de conſeil, executent promptement leurs reſolutions, & ont l'intelligence fort dure. Ceux qui habitẽt au Midy ſont noirs, ont les cheueux frizez, les yeux noirs, les cuiſſes greſles, ſont gens de fort bon eſprit, ſçauent beaucoup de choſes, ſont inconſtans & volages, mẽteurs, trõpeurs, diſſimulés & couuerts au poſſible. Au reſte les vns & les autres ont ces qualitez plus ou moins, plus ils ſont ou proches ou eſloignés entre eux du Midy ou du Septentrion. Ceux qui sont justement entre ces deux extremitez ont des mœurs & des signes qui participent également des vns & des autres. Pour ce qui est des Orientaux & des Occidentaux ils different entr'eux selon qu'ils sont proches le plus ou de l'Orient, ou de l'Occident. Car encore que ceux qui habitent aux extremitez de la Lybie, & les Espagnols qui sont aux extremitez de la mer soient Occidentaux, ils ne laissent pas pourtant de differer entr'eux en plusieurs choses. En effet les Lybiens sont semblables aux Ethiopiens, & les Espagnols aux Gaulois. Enfin pour le dire en vn mot le Midy a le tẽperament & sec, & chaud pour la pluspart du temps: & le Septẽtrion froid & humide. Les autres pays l'ont tel qu'ils le tirent de la proximité de l'vn ou de l'autre. Ce que l'on peut dire aussi de leurs mœurs, si l'on en excepte les sujects qui causent les chãgemens des humeurs en ceux qui vont habiter en d'autres pays que les leurs.

Des Grecs.

Chap. XXIV.

CEux qui ont bien consideré & les Grecs & les Ioniens ont remarqué que ce sont des gens d'vne iuste grandeur, vn peu gros, droicts, bien faicts, vn peu blancs, blonds, en leur charnure d'vn temperamēt fort moderé, & assez ferme, qu'ils ont les cuisses biē droictes, & les extremités de leurs membres bien fournis & forts, la teste d'vne grosseur

ſeur mediocre & fort aiſée à remuer, le col robuſte, les cheueux blõds, deliés & vn peu friſez: le viſage quarré, les levres menuës, le nés droict, les yeux humides, roux, hagars & pleins de feu. Car entre tous les peuples de la terre les Grecs ont les yeux les plus excellens.

De la couleur.

CHAP. XXV.

PArce que nous auõs desja dit, il eſt aiſé à voir que la couleur noire eſt vn ſigne de timidité & de ſoupleſſe, à trouuer toutes sortes d'expediens en toutes choses, & que la blanche tirant vn peu sur le roux est vne marque de bon esprit & de courage. Celle qui est tout à faict blanche, est vn indice & d'impuissance & de lascheté. Vn homme roux par tout, est vn homme plein de finesse, & de tromperie : & vn homme vn peu pasle, & d'vn teint comme effacé, si cét accident ne luy vient point d'aucune maladie, est & poltron & meschant. Ceux qui ont vn teint approchant de la couleur du miel ſont laſches, gourmans, grands parleurs, coleres & fripons. La couleur rouge comme du feu eſt vne marque de folie, & celle qui eſt vn peu rouge vne marque d'vn grand eſprit, qui apprend facilement, & qui s'emeut pour peu de choſe. Et voila ce qui ſe doit entendre de tout le corps en general. Pour ce qui eſt de l'eſtomach en particulier, lors qu'il eſt rouge dy qu'il bout de colere; & aſſeure la meſme choſe de ceux qui ont des veines enflées, & de la couleur de ſang, & à leur col

& à leur front. La rougeur naturelle du visage est vn signe de pudeur, mais quād elle ne paroist qu'aux oües, c'est vn tesmoignage d'yurognerie. Quant à ce qui est de la couleur des yeux, bien que nous en ayōs desja assés parlé, nous ne laisserons pas d'en dire encore icy quelque chose selon les occurrences que nous en aurons.

De la couleur des yeux.

CHAP. XXVI.

LEs yeux rouges & comme assechez par vne chaleur extraordinaire, certainemēt ſont des yeux d'vn hōme colere rouge : & humides tout enſemble des yeux d'yurongne. Le bleu aux yeux ne denote que de la brutalité, & le noir de la douceur. Les animaux les plus farouches pour la plus part du temps ont les yeux bleus : & ceux qui ne le ſont pas, les ont en quelque façon noirs. Les plus bleus ſont les plus ſuſceptibles de crainte, & ceux quiles ont verdatres ſont farouches, & ont beaucoup de brutalité en eux. Les oliuaſtres ſont des ſignes de force & de vaillance, & parmy les noirs ceux qui n'ont rien en eux qui ne ſoit tout à faict noir, marquent de la tromperie & de la timidité. Ceux qui ſont vn peu roux, deſignent de la force & de la grandeur de courage. Les yeux dont la ſplendeur eſt égalle à celle d'vn marbre poly, ne deſignent que de la ſtupidité & de la ſottiſe, tels ſont les yeux des chevres: Les roux monſtrent l'impudence comme tu le peux connoiſtre par celle des chiẽs. Ceux qui ſont paſles,

& qui auec cela ont d'autres couleurs en eux, denotent vn homme timide & soupçonneux. Ceux qui reluisent beaucoup, comme reluisent ceux des oyseaux, sont des yeux d'vne personne d'amoureuse complexion. Ceux qui sont vn peu roux designent de la force, & de la grandeur de courage.

Des Cheueux.

CHAP. XXVII.

LEs cheueux frizez en vn homme sont des signes

de tromperie, & de timidité: & les cheueux abbatus, de stolidité & de bestise. Ceux qui ne tiennent pas beaucoup ny de l'vne ny de l'autre de ces deux qualitez là sont les meilleurs. Des cheueux fort espais n'appartiennent qu'à des gens qui approchent beaucoup du naturel farouche des bestes; & auoir naturellement les cheueux fort clairs; est vn presage d'vne forte inclination à faire du mal & à tromper. Ce qui est entre ces deux extremitez est loüable. Au reste il n'appartient qu'aux femmes d'auoir les cheueux beaucoup deliez : vn homme est effeminé quand il les a de cette sorte. Ceux qui sont extresmement rudes ne sont pas bons aussi: car ils ne denotent que des brutalitez d'vn humeur farouche. La mediocrité en cette nature de cheueux est tres bõne. Les noirs marquent de la timidité & de la finesse. Les blonds qui approchent le plus du blanc comme sont ceux des Scythes & des Gaulois, sont des indices d'vne humeur reuesche, intraictable, farouche & d'vne insigne bestise. Lors qu'ils ne sont pas si blonds, ils signifient vne grande docilité, vne insigne douceur, & vne grande facilité à apprendre toute sorte d'arts. Les roux approchans de la couleur de la fleur de grenade ne valent rien; ceux qui les ont de cette nature-là d'ordinaire sont plus brutaux que les bestes brutes, impudens, infiniment attachez au gain. Le grand poil & espais aux cuisses, est vne marque d'vn esprit brutal, & qui n'apprend rien qu'auec des peines incroyables. Ceux qui ont beaucoup de poil & aux reins & aux cuisses, & plus qu'aux autres parties du corps, sont fort luxurieux: & ceux qui en ont beaucoup & à l'estomach & au ventre, sont & fort volages, & fort lascifs. Auoir force poil au dos & aux espaules est en quelque façon ressembler aux oyseaux: de sorte que ceux qui y en ont beaucoup ont des desseins fort releuez, mais peu fermes. Et auoir force poil à l'estomach & fort lõg est estre chaud & prompt en ses conseils: & auoir comme l'ondit deux cordes tenduës à son arc comme les gens doubles. Outre plus c'est approcher de la nature d'vn bœuf d'auoir tout le corps velu & demesurement couuert de poil rude: & en auoir la nuque du col fort touffuë & herissée est auoir vne grande force & vn grand courage. Quād la cheuelure tombe naturellement sur le milieu du front, & qu'elle se retire du costé des oreilles; c'est vn signe aussi de grande force & de grand courage. Les cheueux droicts sont des cheueux d'vn homme timide & mal faisant. Ceux dont les ſourcils appprochẽt fort pres du nez, & s'eſtendent auſſi iuſques aux temples, ſont auſſi pourceaux que les pourceaux meſmes. Ceux qui les ont fort eſpais, ſont fort triſtes, & n'ont rien qui leur ſieze mieux que la triſteſſe.

Du marcher.

Chap. XXVIII.

POur ce qui eſt du marcher, ſçache que tu le doibs conſiderer comme il faut, tel qu'il eſt naturellement en chacun : du moins

autant qu'il te ſera poſſible :
Que ſi tu ne le peus pas, cõſidere le tel que tu le verras d'abord. Il y a tout plein de gens qui ſe contraignent & compoſent en marchant, & tous neantmoins ſe reduiſent à trois ſortes de perſonnes. Les vns font les graues, comme ayans dans l'eſprit des deſſeins extreſmement releuez : Ou ils aſpirent à quelque ſouueraine puiſſance, ou à quelque grand honneur, ou à quelque grand party : quelquefois ils ſe deguiſent pour paroiſtre bons meſnagers, & mo-

derez en leur deſpẽſe. Quelquefois ils compoſent toutes leurs actions pour ſe monſtrer ou triſtes ou joyeux, & en vn mot font tout ce qu'ils peuuent pour ſembler tels qu'il croyent pouuoir plaire. Il y en a d'autres qui font les beaux, & qui ſe parent pour ſe rendre agreables à ce qu'ils aiment, & à la maniere des femmes eſtallent tout ce qu'ils ont d'attrayant, afin de gaigner les bonnes graces de ceux dont ils eſtiment l'amitié leur deuoir eſtre ou vtile ou delectable. En troiſieſme lieu, il s'en remarque qui naturellement ne sont que demy hommes : mais qui font tout ce qu'ils peuuent pour paroistre hommes tout à faict. Tous lesquels deguisemens ne sont pas malaisez à descouurir. Car s'ils sont surpris, ou par quelque crainte, ou par quelque affliction, ils ont beau se feindre en marchant, beau imiter & la voix & l'air d'vn homme; on les voit tout à l'heure mesme reuenus en leur naturel: mais quand cela ne seroit point, il n'est pas fort malaisé de descouurir

urir quel est leur estude; & quelles sont leurs inclinations. Ceux qui marchent à grand pas, sont propres à toutes choses, & ont vne prudence non commune. Ceux qui marchent menu, & à petit pas, sont facheux, chagrins, & inhabiles à faire rien qui vaille : & quelquefois aussi ils ont vne forte inclination à desrober : sont auares, & font paroistre rarement leurs passions, sur tout en ce qu'ils souhaittent le plus ardemment. Ceux qui marchent viste, qui se tiennent droicts en marchant; & qui pour cela ne perdent point ce qu'ils ont de grauité en eux, sont boüillans en leurs desseins, mettent promptement la main à l'œuure, & ne sont point en repos, qu'ils n'ayẽt executé ce qu'ils ont entrepris. Si ceux qui marchent viste craignẽt ou se deffient de quelque chose, & qu'ils tesmoignẽt leur passion par les changemens de leur visage, ou par de nouueaux accidẽs, suruenans en quelque autre endroict de leurs corps, sans doute ce sont des gens auares, timides, malfaisans & vilains. Que outre cela s'il arriue que leur veuë se trouble, que leur teste ne puisse point demeurer en repos, & qu'ils soufflent ou respirent auec peine, ce sont des gens qui meditent en leur ame quelque hardy & pernicieux dessein, & que l'on doit fuir tãt qu'on peut. Ceux qui marchent viste & à petits pas sont esclaues de leur proffit, malfaisans & peureux plus qu'on ne sçauroit dire. Quiconque marche naturellement à pas esgarez, marche à la verité lẽtement : mais en homme qui a dans l'esprit de profondes meditations, qui a l'ame fort douce, si ce n'est qu'il face paroistre en luy des signes qui dementẽt ceux là. Celuy qui en marchant s'arreste de son propre mouuement, qui hausse la teste, & regarde de tous costez, pour tout certain est chercheur de noise, injurieux superbe, & luxurieux. C'est aussi vn bon augure à vn hõme d'auoir le mouuement des pieds esgal, & conforme à celuy de tout le corps. Quiconque en marchant remuë vn peu les espaules,

&ſe courbe tant ſoit peu, eſt doüé d'vne grande ſageſſe, d'vne grande force, & d'vne grandeur de courage eſgale à celle des Lyons qui marchẽt de meſme. Pour ce qui eſt de ceux qui en marchant remuẽt vn peu les eſpaules, & ſe tiennent droicts, ayans tousjours la teſte leuée, ils sõt opiniaſtres & injurieux, car c'eſt ainſi que va vn cheual. De ces maximes-là tu peux facilement inferer les autres. Ceux qui en marchant ne remuent pas ſeulement les eſpaules, ny leurs membres en particulier :

mais generalemẽt tout leur corps sont effeminés : car les femmes marchent de mesme. Ceux-là sont aussi effeminés qui en leur marcher se courbent du costé droict : & ceux qui y pãchent du costé gauche sont ordinairement vn peu fols : & ceux qui ne se courbent pas seulemẽt en marchant, mais qui dandinent, comme s'ils auoient le corps rompu sont flatteurs. Car c'est ainsi que font les chiens quand ils caressent quelqu'vn.

De la respiration.

CHAP. XXIX.

CEluy qui respire si doucement qu'il semble ne point respirer, est vn homme plein de soins & d'inquietudes. Pour ce qui est de quelle qualité sont ses pensées, c'est par ses yeux qu'il les faut deuiner. S'il est long temps sans respirer, & que puis apres il viēne à respirer, en sorte que sa respiration sorte comme à la foule, & par contrainte, sans doute il a quelque grande fascherie dans l'esprit qui le tourmente. S'il hausse la teste en soupirant, il se repent d'auoir faict ou dict quelque chose de mal. Que si en faisant ces actions, il a les yeux arrestés, il en est moins sur le repentir, qu'il n'est sur le point de commettre quelque mauuaise actiō. Vne douce respiratiō qui se faict agreablement, & sans bruit, mōstre que l'esprit est en l'estat qu'on le doit souhaiter. Quand elle siffle & faict du bruit, elle est vne marque d'yurongnerie & de brutalité. Lors qu'elle se faict auecque peine, & comme celle d'vn hõme qui est outré à force de courir, c'est vn signe de temerité, d'vn naturel malin, & d'vn esprit né à souhaitter tout, & à dire tout. Ceux dont la respiration est forte, violante, & frequente & douce dans le nés, sont d'ordinaire tristes, & timides: & lors qu'il y aura d'autres signes qui le confirmeront, ils seront pareillement mols & effeminez.

De la parole, & de la voix.

Chap. XXX.

LA parole enroüée & desagreable, est la parole d'vn homme de peu de jugement, & querelleux, & gourmand. Celle qui est d'vn mauuais son, & à peu pres semblable à la voix d'vne brebis, est celle d'vn homme stupide. Ceux qui l'ōt grosse d'abord, & à la fin aiguë, sont tristes & coleres. L'auoir & aiguë & empeschée, est auoir l'esprit bijarre & inconstant, &

l'auoir aiguë, molle, & fort distincte, est estre mol & effeminé. Celle dont le ton est gros, graue, & peu flexible, est vne marque de mœurs genereuses, d'vne grande prudence, & d'vne grande justice. Ceux dont la parole est & graue, & molle tout ensemble, sont desraisonnables, & fols en leurs conseils. Ceux qui l'ont comme gemissante, aiguë, & en quelque façon semblable à la voix des oiseaux, meditent d'ordinaire des choses hautes, mais sont faillis de courage, & fols pour la plusſpart du temps. Vne parole foible & plaintiue, eſt la parole d'vn homme adonné au gain, d'humeur melãcholique, ou qui ſe defie de toutes choſes. Ceux qui parlent du nés ſont menteurs, malins, enuieux, & ſe resjouïſsẽt facilement du malheur d'autruy. Parler auecque vehemence, & deſagreablement eſt teſmoigner la violence, la colere, & l'injuſtice, que l'on a dans l'eſprit : & auecque cela l'auerſion qu'on a pour tous les hommes. Vne parole aiguë & foible ne ſignifie que de la pareſſe & de la timidité: & parler viſte eſt vn indice de timidité & de folie. Ceux qui ont de la difficulté à parler pour la pluspart du temps ſont fols & mal-faiſans. Quand quelqu'vn a la voix ſemblable à celle de quelque beſte, ſon naturel reſpond à celuy de la beſte, à la voix, de laquelle la ſiẽne eſt ſemblable. Quelques vns parlent en chien, d'autres en Singes, d'autres braient comme des aſnes, d'autres ſemblent hennir comme des cheuaux, d'autres ont la voix d'vn

Ours, d'autres belent comme des brebis, & d'autres ont leur parole en quelque façon pareille à d'autres animaux. Quoy que ç'en soit, il faut considerer en gros, ce qui se peut remarquer en leur mouuement, en leur voix, en leur couleur, en leur grandeur, & en vn mot en la Simmetrie de tous leurs membres. Le temperament moderé en toutes choses est le meilleur, comme le contraire est fort mauuais.

Des diuerses especes d'hommes.

CHAP. XXXI.

AV reste il est necessaire de monstrer les differences, & les diuers temperamens, qui se rēcontrent aux diuerses especes des hommes: non pas tous, mais ceux que nous iugeons estre les plus considerables: car par ceux-là il ne sera pas mal aisé de decouurir les autres.

De la façon d'vn homme fort et vaillant.

Chap. XXXII.

VN homme fort & vaillant, a la taille droicte : les flancs, les ioinctures, & toutes les extremitez du corps fort robustes. Il à aussi les os grands, & mediocrement durs, le ventre large, les espaules basses, les omoplattes fortes ; & les costes esloignées les vnes des autres, le dos & l'estomach fort puissans, les hanches dures, les cuisses charnuës, les

les pieds nerueux, & ce qui est à l'entour des cheuilles des pieds ferme & fort. Au reste il a le tient vif, le regard humide & affreux, les yeux plus petits que grands, non pas tout à faict deployez, ny clignottans: ses paupieres ne sont point estenduës, & son front, n'est ny rude, ny poly: sa voix est vn peu rude, forte, esclatante; & sa respiration egale & ferme. Voyla quel est ordinairement vn homme fort, & courageux.

De la façon d'vn homme timide.

Chap. XXXIII.

VOicy comme eſt faict d'ordinaire vn homme timide. Il a les cheueux mols, tout ſon corps eſt cõme relaſché : il a le col long, & le teint noir : ſa veuë eſt vn peu trouble, ſes paupieres remuent frequemment, & ſa reſpiration eſt en deſordre, il a les cuiſſes menuës: les flancs longs, l'eſtomach peu fort; les mains longues, & la parolle greſle & molle.

De la façon d'vn homme bien né.

CHAP. XXXIV.

VN homme bien né doibt eſtre d'vne iuſte grandeur, ou blanc, ou vn peu rouge, ou vn peu blond. Il ne doit auoir les cheueux ny trop frizez ny trop vnis : Il faut qu'il ait tout le corps bien droict, les membres aſſez grands, les iointures bien ſeparées entr'elles ; la chair mediocrement delicate, les cuiſſes & les iambes aſſez pleines, & les cheuilles des pieds fortes, les nœuds des mains robustes , les doigts & menus & longs, & bien separez les vns d'auec les autres. Le visage ne doit pas estre trop plein ny trop maigre aussi. Il faut qu'il ait pareillement les yeux humides, fort resplendissans, tirans vn peu sur le roux ; & les regards & gays & agreables.

De la façon d'vn homme stupide.

Chap. XXXV.

VN homme stupide, d'ordinaire a le teint blanc,

eſt fort charnu , le ventre gros, les cuiſſes fort maſſiues, les jointures petites & ſerrées , & celles qui tiennent le col attaché auec les eſpaules, fortes & biẽ nourries : le col court, & gros: les extremitez des membres comme imparfaittes, les ioüës bien fournies , le front rond , & le regard & vaſte & égaré.

De la façon d'vn homme impudent.

Chap. XXXVI.

VN homme impudent de son naturel doit estre de cette sorte. Ses yeux par maniere de dire, sont tousjours debout, & à l'erte, brillent incessamment. Il a les paupieres fort estenduës, & fort espaisses, il est viste : il a le nez gros, regarde fixement : se leue souuent sur le bout des pieds, il a le teint vn peu roux, & la voix aigüe.

De la façon d'vn homme poly.

CHAP. XXXVII.

VN hõme poli parle peu, marche à petits pas : ne remuë les paupierres ny trop frequemment, ny trop rarement : mais a des temps bien raisonnables ; il a les yeux vn peu tirans sur le roux : mais il ne les a ny humides, ny trop esclatans, & est plus rouge qu'il n'est pasle.

De la façon d'vn homme joyeux.

Chap. XXXVIII.

LEs marques d'vn hõme joyeux, ſont d'auoir le front charnu, plat & poli, tout le viſage plein, l'air d'vn homme qui ayme fort à dormir, les yeux humides, fort reſplendiſſans, & qui ne s'arreſtent pas opiniaſtrement ſur aucun object : le marcher lent, & la voix & douce & agreable.

De la façon d'vn homme melancholique.

CHAP. XXXIX.

LE visage d'vn homme melãcholique, eſt gresle. Il a le front ridé, les ſourcils comme rappelez en eux meſmes, & les paupieres eſtenduës. Au reſte il ſe remue comme ceux qui ſont affoiblis & attenuez par la violence de quelque mal.

De la façon d'un homme effeminé.

Chap. XL.

VN homme effeminé a le regard & humide & effronté : ses yeux vont & viennent de tous costés : il fronce & les joües & le front : ses sourcils demeurent tousjours en mesme place, & ne remuent point: son col panche de quelque costé, & ses reins ne sont gueres en repos. Tout se meut en luy : & semble tressaillir à tous momens. Il ſaute ſouuent : les genoux luy demangent continuellement : en ſorte qu'ils ne peuuent demeurer vn moment en repos. Il hauſſe ſouuent les mains, ſe regarde, & s'admire. Il a la voix greſle, molle, aigüe, & fort lente.

De la façon d'vn homme de mauuaiſe humeur.

Chap. XLI.

Vn homme de mauuaiſe humeur rit à la façon des chiens : eſt vn peu paſle; il a les yeux ſecs & hagars;

le front ridé : parle auec vehemence : souffle extresmement, bat souuēt des mains, ou les frotte l'vne contre l'autre ; & traisne ses pieds.

De la façon d'vn homme d'vn naturel doux.

Chap. XLII.

VN homme de bon naturel est robuste par tout le corps:charnu, d'vne chair humide & molle, ses mēbres sōt bien proportiōnez ; son regard est asseuré, & se meut lentement : sa voix est agreable, & sa parole nullement precipitée : & a les cheueux retrouſſez tout autour de la teſte.

De la façon d'vn homme diſſimulé.

CHAP. XLIII.

VN homme diſſimulé, eſt changeant & variable ; Il a les parties qui ſont à l'entour des yeux peu pleines & molles ; ſes regards ſont composez, & cherchent de l'agreément. Il parle fort doucement : marche comme à pas comptez, & en ſorte qu'il ſe tourne ayſement quand il veut, & où il veut auec assez de bienseance.

De la façon d'vn homme auare.

Chap. XLIIII.

DY hardimẽt, qu'vn hõme est auare quand il a de petits membres, de petits yeux, vn petit visage: quand il marche viste; qu'il est courbé, qu'il parle viste, qu'il crie aigu, & qu'il est vn peu rougeastre.

De la façon d'vn homme qui aime le ieu.

CHAP. XLV.

VN homme qui aime le jéu eſt fort couuert de poil droict, heriſſé, & noir, & qui luy va iuſques ſur les tẽples. Il a le regard agreable, reluyſant, & reſplendiſſant. Quiconque eſt de cette ſorte, pour tout certain aime le jeu, la dance, & ne ſe deplaiſt point au trauail.

De la façon d'vn homme docile, & d'vn homme sauuage & agreste.

Chap. XLVI.

IL se trouue en la nature aussi des gens qui sont & fols & meschans tout ensemble; & qui plus est, qui ont en eux des signes de folie, & des signes de méchanceté meslez les vns auec les autres : par le moyen desquels il n'est pas fort mal aisé, de les reconnoistre. Entre les animaux, parmy ceux qui sont d'vne mesme espece, ce,il s'en remarque de dociles, & s'ẽ remarque aussi de farouches, & de sauuages: & neantmoins si tu les cõsideres bien, tu trouueras qu'ils se ressemblent. A la verité ceux qui sont dociles tiennent de la beste & de la sottise, plus que ceux qui sont farouches. Car ceux qui sont farouches sont plus turbulans, plus fascheux à gouuerner & en vn mot plus meschãs. Ce qui est aisé à remarquer aux chevres sauuages, aux brebis, aux cheuaux, aux asnes; & en tout ce qu'il y a d'animaux au monde de cette ſorte. Bien que ces beſtes en ce qui eſt de leur eſpece ſoient ſemblables entr'elles ; celles qui ſont docilles parmy elles, ne laiſſent pas d'eſtre ſottes & ſtupides, au lieu que celles qui sōt ſauuages, ſont faſcheuſes, méchantes, violentes & d'vne conſtitution fort ſeiche. Pour ce qui eſt de leur nature, elle ſuit leur eſpece. La meſme difference doibt eſtre obſeruée pour ce qui eſt des hommes. Selon l'occurrence des ſignes qui s'y rencontrent, on remarque la meſme diuerſité en eux. Ils tirent leurs qualitez, bonnes ou mauuaiſes des ſignes dont nous venõs de parler: les vns ſont plus rudes & plus deſagreables, & les autres plus polis & plus à eſtimer : & ſont ſages & gens de cœur ſelon leur diſpoſition naturelle. Au reſte il faut tirer la connoiſſance des ſignes qui nous les font voir telz qu'ils ſont, de celle de leur conſtitution ; aſſauoir de ce qu'ils ont de rude ou de poli en eux : & de leur humidité, & de leur ſechereſſe. Car aux choſes meſmes qui de leur estre sont mauuaises, ces maximes sont à remarquer. Que deux animaux de mesme espece facent deux maux : celuy qui de son naturel sera docile en fera vn bien moindre, que celuy qui sera farouche. Parmy ceux-là mesmes qui ne sont qu'à moitié hommes, les vns sont dociles, & les autres farouches ; & l'on ne les recognoist qu'aux signes dont nous auons parlé.

De la façon d'vn homme qui est & fol & meschant tout ensemble.

Chap. XLVII.

VN homme fol & meschant tout ensemble, a les cheueux fort rudes, la teste & petite & tortuë, les aureilles grandes, & pendantes, le col rond, les yeux secs, & tenebreux, petits & enfoncez dans la teste : pleurans par fois, & regardans opiniastrement, les jouës estroictes, & longues, & le menton aussi fort long. Qui plus est il a presque tousjours la bouche ouuerte, & fendüe, en sorte que son visage semble couppé par le milieu. Il est outre cela vn peu courbé; a vn gros ventre, les cuisses grosses, les extremitez des pieds, & des mains grosses & dures, est pasle & rouge tout ensemble: & a les yeux enflez comme vn homme qui vient de dormir, & de cuuer son vin: la voix pareille à celle d'vne brebis gresle & aigüe.

CE que nous venons de representer comme dãs vne

peinture où il n'y a aucunes couleurs, sont les figures des hommes où rien n'a touché que le craïõ. Pour ce qui est de leur diuersité tu en dois tirer la parfaitte cognoissance par les signes que tu verras en chacune de leurs parties, que tu compareras entr'elles ; ou auec celles qui sont au reste des animaux ; en telle sorte neantmoins qu'en partie tu y adiousteras foy, & qu'en partie aussi tu n'y en adiousteras point.

FIN.

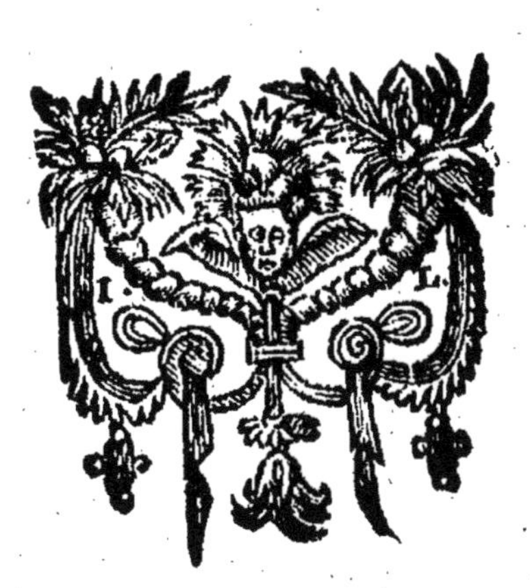
I.
L.

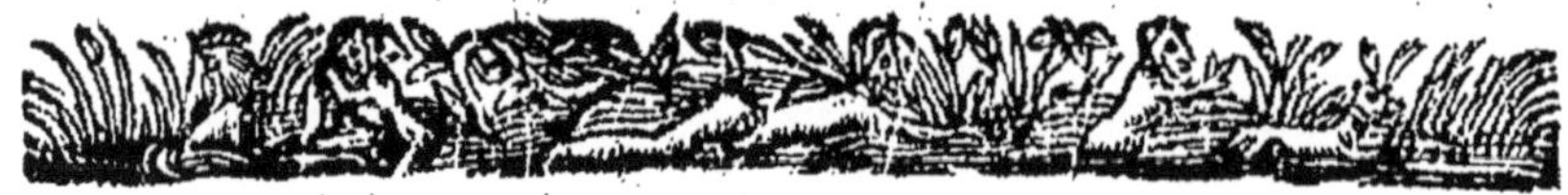

DIVINATION PAR LES PALPItations qui ſe font en diuers endroicts du corps humain adreſſée au Roy Ptolomée.

Par Melampe Secretaire des choſes Sacrées.

Et miſe en François par HENRY de BOYVIN *du Vaurouy aagé de douze ans.*

PAr les liures precedens que i'ay composez en ta faueur, tu as pû voir, ô puiſſant

Roy Ptolomée, combien de merueilles i'ay tirées des monumens les plus cachez qui soiẽt en la nature. A present que tu m'as commãdé de t'enuoyer ce traitté de la diuinatiõ, qui se peut recueillir des palpitations qui se font en diuers endroicts du corps, ie te la presente en partie pour me reuãcher des liberalitez que ta Majesté a exercées en mon endroict. Reçoy le d'aussi bon cœur que ie te l'offre, & tu t'acquerras sur moy vne obligation qui ne s'effacera iamais de mon souuenir.

Lors que le ſommet de la teſte palpite à quelqu'vn, c'eſt vn ſigne qu'il luy arriuera quelque faſcherie : ou qu'il luy faudra entreprendre quelque long voyage. A vn valet c'eſt vn preſage de quelque deſplaiſir qui luy doit eſtre faict : à vne fille vn ſigne qu'elle va bien toſt eſtre mariée : & à vne femme veufuë, vn indice de quelque meſcontentement qu'elle doit receuoir. A vne perſonne affligée de la deliurance des maux dont elle eſt oppreſſée. Si quelque autre endroict de la teſte luy palpite ; à vne fille pareillement, c'est vn presage de ses nopces prochaines : comme aussi à vne veufue. Quãd Iupiter acoucha de Minerue, la teste luy palpita. S'il se faict quelque palpitation en quelque endroict de la teste d'vn homme puissant en biens, il est en danger, ou d'estre trahy, ou de souffrir quelque perte signalée. Si elle se faict à la teste de quelque hõme de guerre, il doit esperer du bon-heur, & de l'accroissement en sa gloire, ou en sa fortune. Vn Pilote doit apprehender la tempeste : & si le sommet de la teste luy palpite, il doit esperer de se sauuer, luy & les siens de quelque tourmente qui l'agite.

Quand la teste palpite, ou que les cheueux se herissent d'eux mesmes, & demeurẽt long temps en cest estat, il faut craindre quelque trahison, ou quelque dõmage à venir de la mauuaise volonté de quelqu'vn de nos parens, ou de quelqu'vn de nos amis. En cette rencontre vn seruiteur doit apprehender quelque maladie : vne fille du deshonneur, vne veufue quelque affront, & vn pauure doibt esperer quelque bonne fortune : comme vn riche doibt apprehender des pertes, & vn changement deplorable en sa vie : & vn malade, esperer le recouurement de sa santé.

Autrement lors que la teste palpite long temps, elle presage quelque mal. A vn valet elle presage la mort de son maistre, à vne veufue quelque dommage. Aux autres seruitude, & puis liberté. Lors que toute la teste palpite elle presage la mort aux vns, & aux autres tout plein de biẽ. Lors qu'elle palpite depuis le derriere iusques à la couronne, en toutes rencontres elle dict que l'on a des ennemis sur les bras, & qu'on est en danger d'estre trahy, & d'estre assassiné, ou en sa personne, ou en celle de quelqu'vn qui nous appartient: aux autres, elle est vn presage de quelque grande fascherie. A vn seruiteur c'est vn signe de quelque bien qui luy doit arriuer: à vne fille, comme la nouuelle de quelque excellent party qui se presente pour elle : à vne veufue c'est vn danger de se voir bien-tost malade : à vn riche c'est vn signe de quelque malheur à venir, & à vn laboureur de trauail & de peine.

Lors que du costé droict on sent palpiter la teste, c'est vn bon signe. Rarement elle palpite, en cét endroit qu'il n'arriue quelque bien. Vn valet a tout subject de s'en promettre de la ioye; & mesme la liberté : vne fille en doit apprehender du deshonneur, & vne veufue en esperer de la gloire, & de l'honneste perseuerance en son

ſon veufuage. Lors qu'elle palpite du coſté gauche, elle ne ſignifie rien de bon. A vn riche elle predit des occaſions qui l'obligent à deſpenſer ſon bien en feſtins. A vn valet elle predict changement de maiſon & de maiſtre : à vne fille du blaſme, & à vne veufue vn affront ſignalé.

Quand le cerueau palpite à vn hõme qui ſe porte bien, c'eſt vn ſigne de nouuelle maladie, & à vn homme qui ſe porte mal, vn preſage de prochaine ſanté, de plus forte diſpoſition de corps, &

de long accroiſſement de vie. A ceux qui n'ont point d'enfans, c'eſt vne aſſeurãce qu'ils en auront bien toſt: & auecque cela de la felicité & de la ioye. A vn Ambaſſadeur, que ſa charge va finir, & qu'il s'en retournera dans peu de temps à ſon pays. A vn hõme qui eſt à la guerre, c'eſt vn ſigne qu'il courra hazard de ſa vie: à vn pilote de meſme.

Le front palpitte-il à quelqu'vn? dy hardimẽt qu'il eſt à la veille de ſe voir embaraſſé dãs de mauuaiſes affaires, Palpite il à vn valet? ſon maiſtre doit mourir. A vne fille? elle eſt en dãger d'eſtre affrontée & trahie. A vne veufue ? elle va receuoir quelque dõmage. La palpitation ſe faict elle au coſté du front ? ſi tu en exceptes les valets à qui elle preſage du malheur, & les filles à qui elle preſage de mauuais cõſeils, c'eſt vn ſigne de grande fortune & de grand bonheur. Se faict elle au coſté gauche? tiens pour tout certain que c'eſt vn indice de quelque mal, ou de quelque grande affliction à venir. Excepté qu'à vn ſeruiteur, c'eſt vne asseurance de quelque aide qui luy arriue, & à vne fille de ses prochaines nopces. A vne veufue pourtant c'est vn signe de quelque deshonneur qui luy pẽd sur la teste. Quand le milieu du front palpite il n'en faut rien inferer de bon. C'est vn presage de tristesse & de pleurs. Vn valet n'en doit attendre que du mal : comme vne fille en doit esperer de l'vtilité & du proffit : & vne veufue en apprehender de la mauuaise reputation. A tout autre c'est vn signe de quelque bon-heur.

Quand la tample droicte palpite, en general elle signiffie du bien. A vn seruiteur elle presage vn changement de mal en pis. A vne fille le festin de ses nopces. A vne veufue quelque voyage proffitable. Quand c'est la gauche qui palpite, en general elle signiffie aussi du bien. En particulier vn bon heur qu'on n'attẽdoit point. A vn valet vn changement de mal en bien. A vne fille vn obstacle à son mariage : & à vne veufue du bon heur. Lors que le sourcil droict palpite, c'est vn presage de maladie à venir, & dans peu de temps: & vn presage aussi qu'en peu de temps il arriuera quelque bonne fortune qui nous rendra fort opulents. A vn pauure il luy promet des richesses. A vn seruiteur du bõheur. A vne fille du blasme, & à vne veufue quelque affront. Le sourcil gauche quand il palpite, la plusspart du tẽps promet vn bonheur inesperé : assauoir de grandes richesses, & de la creance parmy les hommes. Lors que le sourcil palpite par le milieu, au dire de Phemonoé, il ne denote que du mal: excepté aux valets aufquels il presage du bien, à vne fille de bons aduis, & à vne veufue du profit.

Si l'œil droict palpite, selon l'opinion de Phemonoé, d'Antiphon, & des Egyptiens mesme, c'est vn signe que lon rangera à la raison ses ennemis : & que ceux qui voyagent se conduiront heureusement.

Lors que la paupiere d'en haut de l'œil droict palpite, elle signifie accroissement ou de bien ou de mal : & selon Antiphon de l'ẽploy & de la santé. A vn valet elle presage du mal & à vne veufue quelque voyage â faire. Lors que la paupiere d'embas du mesme œil palpite, elle signifie subject de pleurer. A vn valet du bien. A vne fille quelque affront: & à vne veufue qu'elle se verra encore vn coup soubs le joug de mariage. Si le coin de l'œil droict palpite à vn pauure, il presage de l'affliction. A vn seruiteur des calominies. A vne fille quelque danger. A vne veufue de l'infamie: & à vn ennemy qui est hors de son pays, la necessité d'en venir aux mains auec ſon aduerſaire. Quand l'œil gauche palpite, c'eſt vn ſigne qu'il nous doit arriuer des chãps quelque perſonne que nous aimons extremement : ou qu'elle s'en doibt bien toſt aller à quelque voyage, ou que nous la reuerrons vn iour, biẽqu'elle ſoit fort loin de nous. C'eſt vn ſigne auſſi qu'il nous doit arriuer du bien par le moyẽ de quelque femme. Quãd il palpite à vn pauure, c'eſt vn augure d'vn voyage qu'il acheuera auecque profit. A d'autres qu'ils auront beaucoup de peine

& peu de bien. Lors que la paupiere d'en haut de l'œil gauche palpite à vn pauure, elle luy promet de l'accroiſſement, & du bien. A vn ſeruiteur elle preſage quelque mauuais piege qui luy va eſtre dreſſé. A vne fille du deshonneur. A vne veufue du bien. A vn riche de la resjoüiſſance & de la bonne chere. A vn laboureur, & à vn chaſſeur du profit. A vn Capitaine de l'accroiſſement ou en ſa fortune ou en ſa reputation. Quand le coin droict de l'œil gauche palpite, c'eſt vn preſage de ſanté, & de ſalut : & lors que le coin gauche du meſme œil palpite, à tous indifferemment il ſignifie du bien. Que ſi la paupiere inferieure du meſme œil palpite, elle preſage de la triſteſſe. A vn valet qu'il ſera accuſé injuſtement. A vne fille qu'elle cõſeruera inuiolablement ſa pudicité. A vne veufue qu'elle eſt en dãger de ſouffrir quelque affront. Si le coin de l'œil gauche palpite, c'eſt vn ſigne de triſteſſe & d'affliction, pour qui que ce ſoit en general. Pour vn ſeruiteur, c'est comme vne esperance de secours en sa mauuaise condition. Pour vne fille c'est vn presage de maladie. Quand la queüe de l'œil gauche palpite, c'est vne marque de bon heur : & comme vne asseurance de beaucoup de bien. Pour vn valet, c'est vn signe qu'il acquerra de la creance aupres de son maistre, d'où il tirera du secours & de la faueur. Pour vne fille, c'est vn presage de deshonneur, & pour vne veufue vn augure de quelque affliction, dont elle va estre accueille.

Le nez palpitant à droict

mõstre que la tristesse dont on est accueilly doit finir. Quãd il palpite en cest endroit, à vn valet, c'est vn signe qu'il luy arriuera quelque meilleure fortune que celle qu'il a. Lors qu'il palpite à vne fille, il luy doit arriuer de bõs auis : & quãd il palpite à vne veufue elle court fortune de se voir remise sous le ioug d'vn mary. Le milieu du nez venant à palpiter, est vn signe de douleur & d'affliction. A vn valet de tristesse. A vne fille qu'elle sera biẽ tost mariée. A vne veufue qu'elle est sur le point d'encourir quelque blasme. Lors que tout le nez palpite generallement, il presage tout plein de bien, qu'on n'attend point. Lors qu'il palpite par le bout gauche, il ne promet que du mal & du dõmage. A vn valet du chastiment & de la douleur. A vne fille du deshonneur, & à vne veufue des gens qui la noirciront par leurs calomnies.

Quand la narine droicte palpite, c'est vn signe qu'il arriuera quelque bon secours à vn valet. A vne fille & à vne veufue, c'est vn signe de tristesse, & d'affictiõ. Lors que c'est la gauche qui palpite, c'est vn bon presage: elle ne promet que du bien, A vn valet changement de maison, & de maistre. A vne fille vn mary, & à vne veufue du support. Quand c'est ce qui diuise les narines qui palpite, c'est vn presage de quelque dommage & de quelque affront. A vn valet il promet quelque honneste resjouyssance: & à vne veufue du support.

La levre qui palpite à droit menace d'vn affront inesperé. Quand elle palpite à vn valet, elle luy promet du biẽ & quand elle palpite à vne fille elle la menace de quelque affront. La gauche venant à palpiter presage generalement du bien. A vn valet vn long voyage. A vne fille du deshonneur, & à vne veufue du support.

Lors que celle d'en haut palpite, elle signifie vn bon succez obtenu en jugemẽt, cõtre quelqu'vn : & promet la victoire sur vn ennemy. A vn valet elle presage du bien, & à vne fille du gain, & du proffit. Lors que celle d'embas palpite ou elle presage

ſage de l'vtilité & du ſecours, ou du mal de quelque affaire entrepriſe.

Si la machoire droite palpite, c'eſt vn ſigne de quelque bon ſecours. A vn valet que ſon œconomie luy acquerra du credit, & de la faueur aupres de sõ maiſtre. A vne fille qu'elle court riſque d'eſtre malade, & à vne veufue d'eſtre blaſmée. Quand c'eſt la machoire gauche qui palpite, elle ſignifie de l'afflictiõ, à vn valet, du ſuport, à vne fille du blaſme, & à vne veufue quelque honneſte joye.

Si la joüe droicte palpite, elle promet quelque hõneste resjouyssance. A vn seruiteur qu'il fera biẽ en ses affaires, & qu'il s'enrichira. A vne fille qu'elle sera bien conseillée, & à vne veufue qu'elle trouuera du support. Si la gauche palpite, elle menace de quelque mal, vn seruiteur de maladie, vne fille de quelque affront : & vne veufue de quelque affliction.

Quand l'oreille droicte palpite ou corne, c'est vn signe que quelqu'vn nous apportera quelque ioye. A vn valet, c'eſt vn ſigne de quelque resjouyſſance qui luy doit arriuer, à vne fille elle promet de l'accroiſſement en ſa fortune, & à vne veufue du bien. Quand la gauche palpite, elle ſignifie quelque choſe d'extraordinaire, & de grand. A vn valet, elle preſage la commiſſion de quelques affaires d'importance. A vne fille du deshonneur, & à vne veufue la perte de quelque choſe qui luy eſt chere.

Lors que la partie exterieure de l'oreille droicte palpite, c'eſt vn mauuais augure, elle presage du mal: & lors que celle de la gauche palpite elle presage aussi du mal. A quiconque elle palpite de cette sorte, doit arriuer des nouuelles, dont il n'aura point sujet de se resioüir, si ce n'est que ce soit quelque valet, car alors il luy doit arriuer du bien.

Le menton qui palpite du costé droict, à tous generalement promet accroissement de bien. Celuy qui palpite à gauche, à tous donne occasion de conceuoir de bonnes esperances, & à tous promet aussi du bien. Lors qu'il palpite par tout il promet vne longue vie, & vne longue vieillesse.

Lors que le palais palpite par fois, c'est vn signe de quelque bien à venir, & par fois de quelque mal aussy, & pareillement de quelque fortune signalée.

Le gosier palpitant, à vn valet, & à vn homme de libre condition, est vn presage d'vn bien à venir.

Les dents qui craquent en palpitãt sont des presages de quelque biẽ qui doit arriuer.

Quand la bouche palpite à quelqu'vn, qu'il s'asseure de reuoir long temps apres quelqu'vn, dont il aura tout ſujet de ſe reſioüir.

Le cœur ne palpite à perſonne qu'il ne luy promette quelque bien. A vn valet il luy preſage la liberté. A vne fille du repos & de la tranquillité. A vne veufue & à vn homme de guerre de la reſiouiſſance. A vn marchand du bon heur en ſes negotiations. Aux autres de faux amis, & aux autres de la ioye.

Lors que le col palpite du coſté droict à vn homme de condition libre, c'eſt vn ſubject de crainte : & à vn efclaue vn prefage de maladie. A tout le refte il promet quelque chofe de bõ. Quãd c'eft du cofté gauche qu'il palpite, c'eft vn bon augure.

Quand la gorge palpite à droit, elle fignifie de la refioüiffance : tant à vn hõme de libre condition qu'à vn valet, du proffit, & du gain. Quãd elle palpite à gauche, c'eft vn prefage qu'on euitera tout fubject de trifteffe. A quelques vns c'eft vn augure d'vne gloire à venir. A vn valet, qu'il eft à la veille d'eftre rudement tancé, &

d'estre estimé mechant. A vn homme qui est dans les occasions, c'est vn signe que sa valeur luy donnera beaucoup de bien, & qu'il fera sa fortune dans les armes. A vn pauure qu'vn iour il deuiendra riche, par le moyen des femmes. A vne fille, qu'elle court risque d'estre affligée: & à vn Pilote que sa bonne conduitte le comblera d'hõneur.

Quand le col palpite du costé droict. il presage du bien. A vn valet il luy predit des soins & des veilles. A vne fille vn mary. A vne veufue du trauail & des facheries. A vn homme de guerre de la ſeurté : & lors qu'il palpite du coſté gauche, il deſigne quelque mal. A vn valet quelque choſe de bon, ou quelque honneur. A vne fille vn mary, à vne veufue quelque reſiouiſſance honneſte, aux autres rien de bon. A quelques vns toutesfois il preſage de bons amis, principalement à ceux qui ſont reduits à de mauuais termes. Aux mauuais ſeruiteurs de longues & opiniaſtres maladies. A vne fille vn feſtin animé de toutes ſortes de reſjouissances. A vn homme de guerre des pleurs. A vn marchand la prompte vente de ses denrées. A vn pilote vne heureuse nauigation. A vne personne de libre conditiõ, de l'affliction, & à vn valet quelque maladie. A vne veufue la ioüissance du biẽ qu'elle espere le plus. A vn homme de guerre la ruine de ses ennemis. A vn marchand de la perte. A vn Pilote de l'affliction. A vne femme de laffliction aussi. Aux autres du dõmage en leurs voyages. Aux valets des trauerses & des douleurs. A tout le reste du biẽ : ou de la resiouissãce, principalemẽt en festins.

Ce n'est pas vn mauuais signe, lors que l'espaule droicte palpite. Elle promet de l'alegemẽt & du secours. A vn ouurier de la besoigne. Aux valets, & du secours & la mort de leur maistre. A vne fille le temps de ses noces. A vne veufue de l'vtilite. Aux marchãds du contentement. A vn Pilote vne heureuse nauigatiõ, & à vne femme de la joye. L'espaule gauche lors qu'elle palpite, est vne signe qu'vne femme nous donnera de salutaires auis. Quãd le bras droit palpite, c'est vn indice que l'on aura & plus d'enfans, & beaucoup plus de bien qu'on n'en a. A ceux qui ont de l'argent à rente, c'est vn presage de quelque perte. A vn seruiteur du credit qu'il se doit acquerir dans les negotiations d'affaires fort importantes. A vne fille qu'elle sera bien tost rangeé soubz le ioug de mariage, & à vne veufue qu'il luy arriuera quelque bon secours. Quand c'est le bras gauche, c'est vn signe que ceux qui sont de nostre propre maiſon nous donneront quelque bonne aſſiſtãce. S'il palpite à vn valet il doit eſperer la liberté : ſi c'eſt à vn autre, il doit apprehender de tomber dans quelque affliction.

Si vn muſcle palpite à droict, à tous il preſage du mal ; s'il palpite à gauche vn bien ineſperé.

Le poignet droit lors qu'il palpite ſignifie du ſecours & de l'aſſiſtance. A vn valet qu'il va ſortir de la miſere où il eſt. A vne fille qu'elle eſt en danger d'eſtre noircie de blaſme, & à vne veufue qu'elle est sur le point de receuoir vn affrõt. Et lors que la gauche palpite, c'est vn signe qu'õ receura du dõmage d'autruy. Aux autres c'est vn presage de grande resioüissance. A vn esclaue de peine & de trauail: à vne fille de deshonneur, & a vne veufue d'vne injure à venir.

Le coude droict quand il palpite, signifie du dõmage: à vn valet il presage quelque bonne resiouïssance, à vne fille quelque grãde difficulté à estre mariée, & à vne veufue de la tristesse. Le gauche lors qu'il palpite, ſemblablement, ſignifie de la triſteſſe. A vn valet de la facilité à faire tout ce qu'il deſire, à vne fille du contentement, & à vne veufue de meſme.

La main droicte lors qu'elle palpite, eſt vn preſage de quelque aſſiſtance prochaine : & la gauche lors qu'elle palpite, eſt vn ſigne que la foy qui a éſté donnée ſera infailliblement gardée. Quand le coſté droict de la meſme main palpite, c'eſt vn ſigne que lon ſera payé de l'argent qui eſt deu, & qu'on ſortira bientoſt de pauureté. Et voila ce que cela signifie generalement à tout le monde. Pour ce qui est des seruiteurs ce leur est vn presage de mauuaise fortune. A vne fille cela presage vn mary, & à vne veufue vn voyage à faire. Quand c'est le costé gauche qui palpite, cela presage de bons expediens pour sortir d'affaires, & de l'assistãce. Ailleurs de l'indisposition. A vn seruiteur du bien. A vne fille de bons auis, & à vne veufue de l'assistance & du support. Lors que le pouce de la main droicte palpite, il signifie quelque chose de de bon. A vn seruiteur de la resjouyssance. A vne fille vn mary. A vne veufue qu'elle est en danger d'estre enleuée.

Quand c'est celuy de la main gauche qui palpite, c'est vn presage de mort. A vn valet vne asseurance de sa liberté prochaine. A vne fille d'vn affront, & à vne veufue de quelque support, & de quelque assistance.

Lors que le trauers de la main palpite, c'est vn augure de grãd trauail & de grandes difficultés en vne affaire. A vn seruiteur il pronostique du bonheur en ſa fortune. A vne fille du bien. A vne veufue du mal. A d'autres les ſuccés qu'ils ſouhaittent. Quād celuy de la main gauche palpite, c'eſt vn preſage de ſeruitude. A vn valet, de changement de condition. A vne fille c'eſt du bien: Et à vne veufue du contentement. A d'autres il pronoſtique de l'vtilité. Lors que le milieu de la main droite palpite, ou la paume, c'eſt vn ſigne qu'on aura quelque aſſiſtance, & quelque ſupport. Et à quelques vns, c'eſt vn indice du proffit qu'ils tireront des affaires d'autruy. A vn seruiteur vn presage de quelque affliction qui luy doit arriuer. A vne fille de quelques bons aduis qui luy vont estre donnés : & à vne veufue de quelque gain qu'elle va faire. Quand c'est le dessus ou le dedans de la main gauche qui palpite, c'est vn signe de quelque grande fortune, dont on doit estre accueilly : que lon doit ranger à la raison ses ennemis : & ailleurs qu'on y doit estre rangé par eux. A vn valet qu'il doibt beaucoup veiller & peiner.

A vne fille qu'elle va receuoir quelque affront, ou estre mariée ; & à vne veufue qu'elle est aux termes de souffrir vne injure. Lors que le dessus de la main droite palpite, c'est vn mauuais presage. A vn valet il promet la deliurance de ses maux. A vne fille de l'affliction. A vne veufue du secours. A d'autres quelque bien inesperé. Lors que c'est celuy de la main gauche qui palpite, il pronostique du bien. A vn seruiteur qu'il sera calomnié. A vne fille qu'elle receura du deshonneur. A vne veufue quelle releuera d'vne grande maladie. A d'autres qu'ils euiterõt ce qui les peut affliger : si vous en exceptés les noises qui viennent à cause des femmes. A vn valet qu'il sortira de la seruitude. A vne fille qu'elle aura quelque affliction. A vne veufue qu'elle receura quelque honte. A vn homme de guerre qu'il se verra reduit aux larmes. Aux marchands que ce qui leur est deu leur sera rendu & à vn Pilote qu'il fera vn voyage heureux.

Quand le milieu de l'espaule palpite à quelqu'vn, c'eſt vn ſigne qu'vn iour il poſſedera de grāds biens, & qu'il aura quantité de valets & de gens de libre cōdition ſoubz ſon pouuoir. Lors que l'eſpaule gauche palpite a des eſtrāgers, c'eſt vn preſage qu'ils commettront quelque inſolence. A des gens qui preſtent à vſure, qu'ils seront payez de ce qui leur eſt deu. Aux valets & aux voleurs qu'ils changeront de pays, à vne fille qu'elle aura de l'aiſe & du repos. A vne veufue qu'elle tombera dans quelque dāger. A vn homme de guerre qu'il aura du contentement & du profit. A d'autres qu'ils auront beaucoup de peine & beaucoup de trauail à ſupporter. Lors que le milieu des omoplattes palpite, c'eſt vn ſigne d'abondance de biens à venir. A vn valet, c'eſt vn preſage de quelque tourment, qu'il ſouffrira, & dõt on luy ſçaura bon gré. A vne fille qu'elle receura quelque affront, & à vne veufue qu'elle ſera blaſmée. Lors que l'extremité d'en haut de l'eſpaule droicte palpite, à vn homme de libre condition, c'est vn signe de bon tẽperament. A vn valet de la fin de sa misere. A vne fille qu'elle aura bientost vn mary. A vne veufue qu'elle aura tout subject de se resiouir: & à vn homme de guerre qu'il tombera dans quelque danger.

Lors que le petit doigt de la main droicte palpite, c'est vn signe qu'on adioustera vne ferme creance à ce que nous dirons : & quand c'est celuy qui est apres le pouce, qu'on n'aura point d'enfans. Quand il palpite à vn valet, il doit s'asseurer qu'il sera iniustement accusé. Quand il palpite à vne fille, qu'elle sera deshonorée. Et quand c'est à vne veufue quelle receura quelque affront.

Lors que le doigt qui est apres le petit de la main droicte palpite, c'est vn presage d'vne bonne quantité d'argent dont on doit estre le maistre. C'est ce doigt-là qui est consacré au Soleil. D'ailleurs il presage vn grãd accroissement de bien. A vn valet il designe du mal: à vne fille de bons conseils: & à vne veufue de la ioye.

Le troisiesme doigt de la

main droicte quand il palpite, ne presage que des iniures, & des meschãcetez qu'õ doit souffrir. Ce doigt là se nomme le doigt de Saturne. En general lors qu'il palpite, il promet de la gloire. Mais lors qu'il palpite à vn valet, il le menace d'vne longue seruitude, vne fille de maladie, & promet à vne veufue de l'assistance & du support.

Le quatriesme doigt de la mesme main, qui est celuy qui est apres le pouce, lors qu'il palpite, promet le chastiment d'vne offence commise. C'est là le doigt consacré à Mars. A beaucoup de gẽs il signifie du dommage; mais à vn homme de libre conditiõ, il presage de l'obstacle en ses desseins, à vne fille du gain, & à vne veufue du support & de l'aide.

Lors que le pouce palpite, il presage vn grand accroissement de bien: & la grãde satisfaction qu'vn homme aura de sa femme & de ses enfans. C'est là le doigt consacré à Venus. A quelques vns il signifie qu'ils en serõt hays; à vn valet il pronostique du bien. A vne fille qu'elle va eſtre mariée : & à vne veufue qu'elle ne manquera point d'aſſiſtance.

Lors que les ongles de la main droicte palpitent, c'eſt vn preſage d'vn gain auquel on ne s'attend pas. A vn valet ils preſagēt quelque grāde reſiouiſſance. A vne fille qu'elle ſera fort recherchée. Lors que l'ongle du petit doigt de la main droicte palpite ou demange à quelqu'vn, il eſt à craindre qu'il ne luy arriue du mal. S'il palpite à vn valet, c'eſt vn ſigne qu'il luy naiſtra quelque enfant. S'il palpite à vne fille elle sera bien tost mariée ; & s'il palpite à vne veufue elle aura des trauerses, & de la peine en bon nombre.

Quand l'ongle du second doigt palpite à quelqu'vn, qu'il s'asseure d'auoir bien tost du bien : si c'est a vn valet, son maistre doit mourir. Si c'est a vne fille, elle doit auoir quelque blasme : & si c'est a vne veufue, du biẽ. Lorsque l'ongle du troisiesme ou du quatriesme doigt palpite à vn valet, c'est du bien : aux autres de l'affliction. Quand c'est celle du pouce, c'est vn signe qu'on viura longuement.

A quiconque que le petit doigt de la main gauche palpite, c'est vn signe qu'il luy arriuera tout plein de bien. Quãd c'est le second, il luy arriuera des afflictiõs: & de l'assistance de personnes de qualité. A vn valet dont la fidelité sera connuë, le desplaisir de se voir calomnié Si c'est le troisiesme, c'est vn presage d'vne affliction qui doit arriuer en quelque affaire particuliere: mais c'est aussi vn signe que l'on viura longuement : que lon aura force enfans, & force bien. Quãd c'eſt le pouce qui palpite, c'eſt vn ſigne que lon recouurera quelque choſe qu'on a perdu il y a long temps.

Lors que les ongles de la main gauche palpitent, c'eſt vn ſigne que lon ſera ſecouru, mais auec quelque eſpece de regret.

Quãd la machoire droicte palpite à quelqu'vn, c'eſt vn ſigne qu'il aura quelque querelle auec quelqu'vn : & que les ſiens luy ſeront cauſe de quelque affliction. Quand c'eſt la gauche qui palpite, c'est la mesme chose.

C'est vn presage de quelque grãde affaire lors que la mamelle droicte palpite. A quelques vns elle presage de la resiouissance. Lors que c'est la gauche qui palpite, elle promet des richesses. quãd le milieu de la mamelle palpite, c'est vn signe qu'on aura des occupations & des soins vtiles & honnestes.

L'estomach qui palpite à tous generalement presage de la bonne chere & de la resiouissance : & à quelques vns neãtmoins que leur esprit sera remply de crainte.

Quand

Quand c'eſt le cœur qui palpite dy hardimẽt qu'vn amy te trahit.

Le ventre lors qu'il palpite denote quelque choſe de bon. A d'aucuns qu'ils doiuent auoir des enfans qui les ſoulageront en toutes choſes. A vn riche, qu'il fera de la deſpence. A vn pauure qu'il aura dequoy paroiſtre. A d'autres qu'il leur arriuera de grandes reſiouyſſances. Quand le coſté droict du vẽtre palpite, c'eſt vn ſigne qu'on aura vne maladie de peu de durée.

Quand le flanc droict palpite, c'est vn aduertissemēt d'vn voyage que lon aura à faire. A d'autres, c'est vn presage de force bien à venir. Quand c'est le flanc gauche, à tous generalement, c'est vn indice d'vne grāde resiouyssance qui leur doit arriuer. Et quelquefois aussi ce l'est de grād trauail & de grandes trauerses.

Le costé droict lors qu'il palpite, à vn homme riche presage vne longue pauureté. A vn valet des richesses, & du contentement. A d'autres de l'assistance. Le gauche lors qu'il palpite à vn homme dont les affaires ſont en mauuais termes pronoſtique vn bon-heur perdurable.

Quãd la ratte palpite, c'eſt vn ſigne de maladie.

Le foye, lors qu'il palpite preſage de la faſcherie.

Lors que la hanche droicte palpite, il faut ſe reſoudre à voir & ſes amis, & ſes parens en triſteſſe. Autrement c'eſt vn bon preſage: La hanche gauche lors qu'elle palpite ne pronoſtique que de l'affliction: autrement c'eſt vne marque d'vn eſtat de vie prompt à ſe changer.

Lors que l'espine du dos palpite du costé droict, c'est vn presage de la victoire que l'on doit obtenir sur ses ennemis.

Lors que le dos palpite du costé droict, c'est vn presage de quelque affront qui doit arriuer. Lors que du costé gauche il palpite à vn homme riche, c'est vn signe de bonne chere & de resiouïssance: & quãd c'est à vn pauure, c'est vn presage de la peine & du trauail qu'il aura durant sa vie.

. . . . .
. . . . .
. . . . .
. . . . .

Quãd la fesse droicte palpite à vn homme d'affaires, c'est à dire que ses desseins seront renuersez, & ses peines perduës. Quand c'est la fesse gauche qui palpite à vn homme riche, c'est vn signe qu'il luy conuiendra faire de la despence. A d'autres c'est vn presage du bon-heur & de la domination qu'ils s'acquerront sur ce qu'ils desireront à l'aduenir.

. . . .

. . . . .

Lors que l'emboiture du bout de la cuysse droite palpite à qui que ce soit, c'est vn signe qu'il fera de grāds progrez aux choses qu'il entreprēdra : en vn mot, il signifie generallement du bien. Quand c'est l'emboiture gauche, elle presage la deliurance de quelque mal & à quelques vns quelque iniustice qu'ils doiuēt receuoir. Lors que ce qu'il y a de rond à la fesse droicte palpite, c'est vn signe de bien & d'abondance. Pour ce qui est de la gauche on peut dire la mesme chose.

Lors que l'aine droicte palpite, c'est vn signe de quelque noise, que lon aura, & des violences que l'on exercera sur nous. Quand c'est la gauche c'est vn mauuais presage.

Quand la cuysse droicte palpite, c'est vn presage de quelque assistance qui doit arriuer : à quelques vns vn signe des victoires qu'ils doiuent auoir sur leurs ennemis. Quand c'est la cuisse gauche elle ne signifie que de la tromperie & de la trahison. A d'autres, c'est vn ſigne qu'ils feront quelque voyage qui leur ſera profitable.

Quand le derriere de la cuiſſe droicte palpite, c'eſt vn preſage de quelque blaſme àvenir. A d'autres il preſage quelque bonne occaſion. Quãd c'eſt le derriere de la cuiſſe gauche, c'eſt vn ſigne de quelque trahiſon: & à quelques vns d'abondance & de bien.

Le genoüil droict, lors qu'il palpite, ſignifie bonne chere à tous generalement: & à quelques vns de l'abondance & du bien: &

legenoüil gauche vne g an-
de tristesse.

Lors que le jaret droict palpite, il signifie de la tristesse ; & le gauche de la resiouyssanec.

La iambe droicte, lors qu'elle palpite, presage quelque honneur : ou que l'on aura à faire quelque long voyage. Quand la la gauche palpite à quelque homme, il presage de la tristesse : & à vne femme du deshonneur, à d'autres quelque maladie.

Q and le deuant de la iambe droicte palpite, il signifie de l'abondance : & quand c'est celuy de la gauche, il signifie quelque perte, ou quelque autre mal.

Quand c'est le gras de la jambe droicte qui palpite generalemẽt, c'est vne presage d'vne infinité de biens ausquels on ne songe point. Pour ce qui est du gauche, c'est quelque empeschemẽt qui arriue en vn chemin que l'on s'est proposé de faire.

Si la cheuille droicte du pié palpite, c'est vn signe de quelque bonne assistance. Si c'est la gauche, c'est vn presage qu'on gaignera sa cauſe en iuſtice.

L'extremité d'enhaut de l'os de la iambe droicte, lors qu'elle palpite ſignifie de la triſteſſe: & quand c'eſt celle de la gauche; que l'on fera quelque voyage profitable. Le talon du pié droict, quand il palpite, preſage de la peine & de la triſteſſe; & celuy du gauche la meſme choſe. Le gouſſet droict lors qu'il palpite eſt vn ſigne que l'on fera heureuſement ſes affaire. Le gauche ſignifie la meſme choſe: dy le meſme de la plante des deux piez.

Quand c'eſt celle du pied droict, c'eſt vn bon ſigne: ou que l'on fera quelque voyage ſalutaire, en lieu dont peu d'autres ſont reuenus.

Lors que les os qui ſont à l'entour de la plante du pié, palpitent à droict, c'eſt vn bon preſage, Lors qu'ils palpitent à gauche, c'eſt vn ſigne de quelque grande reſiouyſſance.

Quand le coſté droict de la plãte palpite, c'eſt vn ſigne qu'on fera quelque voyage: & quand c'eſt le gauche, c'eſt à dire qu'on y ſera fort long temps.

Lors que le costé exterieur de la plante du pié droict palpite, il signifie quelque maladie, & celuy du pié gauche, de la resiouyssance.

Le petit doigt du pied droict, lors qu'il palpite, pronostique de l'aide, le second, du trauail: le troisiesme, qui est celuy du milieu, du bien. A vn valet vn voyage. A vne fille vn affront: & à vne fille quelque resiouissance. Celuy qui vient apres s'il palpite, presage quelque voyage. A vn valet, & à vne fille du dõmage, & à vne veufue de la maladie, & à d'autres de l'assistance. Le pouce signiffie vn voyage. A vn valet de la fermeté en sa condition. A vne fille, vn mary : & à vne veufue de la ioye.

Lors que les ongles du pié droict palpitent ou demangent, on est en danger d'estre abastardy en fort peu de temps. A vn valet, c'est vn signe de force & de santé. A vne fille & à vne veufue deblasme & de deshonneur. L'õgle du petit doigt, quand il palpite c'eſt vn bon preſage. Celuy du ſecond pronoſtique quelque voyage heureux. Celuy du troiſieſme menace d'affliction. Le quatrieſme promet de l'aſſiſtance, & le cinquieſme du bien.

Le petit doigt du pié gauche quãd il palpite, pronoſtique quelque choſe de bõ. A vn valet changement de maiſtre. A vne fille vn affrõt. A vne veufue de la reſiouiſſance. Le ſecond preſage quelque peregrination heureuſe. A vn valet de la reſiouiſſance. A vne fille de bons auis : & à vne veufue, qu'elle sera rãgée encore vn coup soubs la puissãce d'vn mary. Le troisiesme qui est celuy du milieu, ne denote que tristesse. A vn valet du secours. A vne fille de l'aise: & à vne veufue de l'afflictiõ. Le quatriesme designe & promet l'assistance de nos amis. A vn valet il ne pronostique que de la maladie. A vne fille vn mary, & à vne veufue, qu'elle sera deshonnorée par de fausses accusations. Le pouce signiffie de grands biens. A vn valet du bien. A vne fille vn mary, à vne

vne veufue de l'aſsiſtance.

Les ongles du pié gauche, lors qu'ils palpitent ou qu'ils demangent ; a vn homme riche, ſigniffient de la triſteſſe. A vn pauure du bien. A vn valet du dommage. A vne fille de bons conſeils: & à vne veufue du blaſme.

Quand tout le corps palpite, c'eſt vn ſigne qu'on ſera en ſanté quelques iours: A vn valet qu'on ne luy dreſſera point des embuſches. A vne fille, qu'elle ne courra aucun danger: & à vne veufue, qu'elle ne sera point malade.

FIN.

DIVINATION PAR LES MARQVES qui ſont naturellement en diuers endroicts du corps humain.

LA marque naturelle au front, eſt vn preſage de beaucoup de biẽ à vn homme. A vne femme qu'elle ſera ou Reine, ou d'vne qualité fort eminente.

Quand vn homme l'a au

dessus, ou à l'ẽtour des sourcils, c'est vn signe qu'il aura vne bonne femme, & belle. Et si c'est vne femme, & qu'elle soit blonde, elle aura vn beau mary, & riche. Si vn homme l'a au dessoubs des sourcils, il ne faut point qu'il se marie : car il court fortune d'auoir cinq femmes. Le mesme se doigt entendre d'vne femme. Quand vn homme l'a au nez, & qu'il est ou rousseau, ou blond, il est insatiable aux plaisirs de Venus: & à vne pareille marque autre part qu'on ne void pas. Lors qu'vne femme l'a au nez ou à l'œil, elle l'a de mesme autrepart qui ne se void point ; & est d'humeur toute semblable à l'homme dont nous venons de parler. Quand vn homme l'a au costé du nez, il court fortune de faire quantité de voyages ; Et vne femme qui l'ayant là, l'a certainement autre part, court fortune aussi d'auoir les gouttes. Quand vn hõme l'a à la iouë, c'est vn signe qu'il sera fort riche. Et quãd vne femme l'a au bas de la iouë, elle l'a aussi au bas du ventre, & est fort subiecte à toutes ſortes de paſsions. Quand vn homme l'a à la langue qu'il s'aſſeure d'auoir vne femme & belle & riche : quand il l'a aux levres il eſt grand mangeur. Dy le meſme d'vne femme. Lors qu'vn homme l'a à la barbe il ſera fort puiſſant en or & en argent. Dy le meſme de la femme qui outre cela l'a à la ratte. L'auoir à l'oreille eſt eſtre riche & loüé de tout le monde. On peut aſſeurer le meſme d'vne femme qui l'a à la cuiſſe. Quand vn homme l'a au col, il doit eſtre vn iour extremement riche, & vne femme de mesme. Quand vn homme l'a derriere le col, il court fortune d'auoir la teste trẽchée: & quand il l'a aux reins, il est en danger d'estre pauure, & mal heureux toute sa vie: & de porter eternellement sur luy la misere de toute sa race. La mesme chose se doit entẽdre d'vne femme. Quād vn homme l'a aux espaules, l'esclauage & l'affictiō l'attendent. L'auoir à la machoire, c'est estre comme asseuré d'auoir vne femme & belle & riche. Le mesme se doit dire d'vne femme.

Quand on l'a aux mains, ſoit vn homme ſoit vne femme, & l'vn & l'autre excelleront en matiere d'ouurages. Quiconque l'a à l'eſtomach s'aſſeure d'eſtre pauure, ſoit il homme, ſoit-il femme. Quand vn homme l'a iuſtement au deſſus du cœur, ſans doute, il eſt tres-meſchant: & vne femme eſt auſſi tres-meſchãte, lors qu'elle l'a ſur vne mamelle. Vn homme & vne femme qui l'ont au ventre ſont eſclaues de la bonne chere. Ceux qui l'ont ſur la ratte ſont enclins à toutes ſortes de paſſions, & ſubiects à eſtre ſouuent malades. Et quād ils l'ont au petit ventre ils ſont ſuſceptibles de toutes paſſions.

Lors qu'ils l'ont à la partie que la honte nous oblige de cacher, ils ſont inſatiables aux plaiſirs de l'amour. L'auoir au fondement, c'eſt eſtre effeminé. Le contraire ſe doibt entendre de la femme. L'auoir à la cuiſſe c'eſt courir fortune d'eſtre riche. L'auoir au genoüil, c'eſt eſtre aſſeuré d'auoir vne riche femme. Quand vne femme l'a au genoüil droict elle est bonne, mais quand elle l'a au genoüil gauche elle est artificieuse & meschante. Vn homme qui l'a à la cheuille du pied, ruinera sa femme en habits, & la femme son mari. Quiconque l'a aux piés est artificieux & meschant.

En matiere d'hommes & de femmes auoir la marque naturelle au costé droict, c'est estre extremement riche : & l'auoir au costé gauche est estre paure & malheureux.

FIN.

www.ingramcontent.com/pod-product-compliance
Ingram Content Group UK Ltd.
Pitfield, Milton Keynes, MK11 3LW, UK
UKHW020437200726
13857UKWH00002B/459

9 782012 855519